［新装版］中医臨床のための

舌診と脈診

神戸中医学研究会

東洋学術出版社

〈神戸中医学研究会会員〉（五十音順）

蘆田 延之（あしだ たかゆき）　芦田内科　医師
池尻 研治（いけじり けんじ）　池尻医院　医師
大矢 和彦（おおや かずひこ）　大矢医院　医師
川口 精司（かわぐち せいし）　川口医院　医師
角谷 真子（すみや なおこ）　鍼灸師
西里 枝久子（にしさと きくこ）　西里医院　医師
長谷川 玄（はせがわ げん）　長谷川医院　医師
平岡 尚子（ひらおか なおこ）　いそだ病院　医師
溝口 精二（みぞぐち せいじ）　溝口医院　医師
陸　希（りく き）　中国・成都市　陸氏中医診療所　中医師
林 賢濱（りん けんぴん）　スター薬局㈱　中医師

（旧会員）

蘆田 正毅（あしだ まさき）　医師
伊藤 良（いとう りょう）　医師
岡田 素子（おかだ もとこ）　看護師
茂見 ミチヨ（しげみ みちよ）　看護師
竹原 直秀（たけはら なおひで）　医師
徐 志偉（じょ しい）　中医師
田中 誠章（実）（たなか のりあき みのる）　医師
津村 正弘（つむら まさひろ）　会社役員
浜田 富三雄（はまだ ふみお）　医師
松田 淫（まつだ いずみ）　医師
三澤 法蔵（みさわ ほうぞう）　医師
森 雄材（もり ゆうざい）　医師
横田 裕昭（よこた ひろあき）　薬剤師

はじめに

　1989年に上梓した『中医臨床のための舌診と脈診』は，多くの医師や医療に携わる方々の支持を得て，臨床の場で利用されてきた。

　このたび東洋学術出版社から改訂版を出す機会をいただき，全面的に各項に検討を加えたが，その骨格・意図については，初版のものを受け継いでいる。

　舌診については初版の参考写真の弁証を検討し直し，記述内容の再検討を行った。舌診は，現在一般化したデジタルカメラやタブレット等で簡便に管理できるようになってきたため，さらなる症例の蓄積が行われ解釈の発展が期待される。しかしながら舌写真の撮影・保存・再生において未だ一定の撮影方法や再生条件が確立されていないため，条件を揃えて比較することが困難である。今後は機器や撮影方法の発展とともに新たな診断技術とするための研究がなされることを期待している。

　脈診については数千年前からさまざまな記述がなされているが，同じと思われる脈においても年代や医家により説明が異なることも多い。脈診は本来実技によって修得していく手技であるが，理解を助けるため初版では脈波図を用い現代医学的解釈により簡便に説明できないかを試みた。しかしながら，やはり本来の中医学的観点を主眼とするほうが望ましいと考えこの点の変更を行っている。

　中医学の基礎理論に関しては本研究会の『［新装版］中医学入門』を読まれ，臨床の場において中医の四診合参をよりいっそう確かなものにするための参考にしていただければ幸甚である。

　なお，われわれの知識レベルに限界があり，掲載した症例の数も十分とはいえない。誤りや不足については，読者諸兄の忌憚のないご意見をいただければ今後の参考にさせていただきたい。

2016年10月　神戸中医学研究会

第1版 はじめに

　中医学の真髄は「弁証論治」であり，弁証は望・聞・問・切の四診を根拠にしている。視覚による望診，聴覚・嗅覚による聞診，言葉による問診，触覚による切診の，すべての情報にもとづいた分析と総合により病態と病理機序を弁明するのが「弁証」であり，「四診合参」が原則になっている。このなかでは，望診に含まれる「舌診」と切診に属する「脈診」が，全身状態を集約的に反映している舌・脈からの情報を体系的に分析するところから，とくに重視されているのである。

　日本においては，「弁証論治」および「四診」に対する認識と臨床経験がまだ初歩段階にあり，四診合参による深い弁証への道のりはなお遠い。西洋医学の病名によって特定の漢方処方が投与されたり，症候だけにもとづいて処方が選択されるという風潮をみると，とくにこの感が深い。我々が努力して習得しなければならないのは，病態・病理機序に対する鋭く深い洞察と分析総合すなわち「弁証」の能力であり，他覚的・客観的な指標として弁証の基本と根幹をなす舌診と脈診をなおざりにしてはならない。

　本書は，豊富な図表・写真を駆使し，複雑で難解な舌診・脈診を，基礎から平易・明快かつ体系的に解説しており，本邦初の本格的教科書としての内容を備えている。本書を十分に研究して自己のものとし，日常の診療のなかで経験をつみ重ね，弁証の能力を向上させていただければ幸甚である。

　なお，すべての舌象の写真を提示し，脈象についても実際の脈波を網羅すべきではあるが，症例が限られているために蓄積が不足しており，今後の努力により逐次充足させる所存である。内容も十分に検討したつもりであるが，なお誤りや不足があると思われ，読者諸氏からの御叱責を期待している。

1989年11月　神戸中医学研究会

目　次

改訂版 はじめに……………… iii 　　第1版 はじめに……………… iv

舌　診

Ⅰ．舌診の意義と方法 …………………………………………… 3

A 舌診の対象 ……………… 3
B 舌診の臨床的意義 ……… 4
　正気の盛衰を判断する／病位の深浅を弁別する／病邪の性質を区別する／病状の進退を推測する
C 舌の構造 ………………… 5
D 舌と臓腑との関係 ……… 6
E 舌診の方法と注意事項 … 7
　光線／姿勢／順序／飲食／季節・時刻／年齢と体質／刮苔（かつたい）・揩苔（かいたい）

Ⅱ．正常の舌象 ……………………………………………………… 9

Ⅲ．舌質の望診（神・色・形・態） ……………………………… 11

A 舌神（ぜつしん） ……………… 11
B 舌色（ぜつしょく） …………… 12
　1．淡白舌（たんぱくぜつ） ……… 12
　2．紅舌（こうぜつ） ……………… 13
　3．絳舌（こうぜつ）
　　　紅絳舌（こうこうぜつ） ……… 14
　4．紫舌（しぜつ） ………………… 16
　5．青舌（せいぜつ） ……………… 17

C 舌形（ぜつけい） ……………… 18
　1．老嫩（ろうどん） ……………… 18
　2．胖大（はんだい） ……………… 19
　3．腫脹（しゅちょう） …………… 20
　4．歯痕（しこん） ………………… 21
　5．瘦薄（そうはく） ……………… 22
　6．裂紋（れつもん） ……………… 23
　7．光滑（こうかつ） ……………… 24

8．点刺（てんし）……………… 25
　9．瘀点（おてん）瘀斑（おはん）… 26
　10．舌下脈絡（ぜっかみゃくらく）… 27
　11．重舌（じゅうぜつ）舌衄（ぜつじく）
　　　舌癰（ぜつよう）舌疔（ぜつちょう）
　　　舌瘡（ぜつそう）舌菌（ぜつきん）
　　　……………………………… 28
D｜舌態（ぜつたい）……………… 29
　1．強硬（きょうこう）…………… 29
　2．痿軟（いなん）………………… 29
　3．顫動（せんどう）……………… 30
　4．歪斜（わいしゃ）……………… 30
　5．吐弄（とろう）………………… 31
　6．短縮（たんしゅく）…………… 31
　7．舌縦（ぜつじゅう）…………… 32
　8．舌麻痺（ぜつまひ）…………… 32

IV．舌苔の望診（色・質）　　　　　　　　　　　　　　　　　　　　33

A｜苔色（たいしょく）…………… 33
　1．白苔（はくたい）……………… 33
　2．黄苔（おうたい）……………… 34
　3．灰苔（かいたい）……………… 36
　4．黒苔（こくたい）……………… 37
　5．緑苔（りょくたい）…………… 38
　6．黴醬苔（ばいしょうたい）…… 38
　　【注】苔色について ……………… 38
B｜苔質（たいしつ）……………… 39
　1．薄厚（はくこう）……………… 39
　　薄苔（はくたい）／厚苔（こうたい）
　2．潤燥（じゅんそう）…………… 40
　　滑苔（かつたい）／燥苔（そうたい）
　　【注】潤燥の仮象 ………………… 41
　3．腐膩（ふじ）…………………… 42
　　膩苔（じたい）／腐苔（ふたい）
　4．全偏（ぜんへん）……………… 46
　　全苔（ぜんたい）／偏苔（へんたい）
　5．剥落（はくらく）……………… 48
　　光剥苔（こうはくたい）／花剥苔（かはくたい）／類剥苔（るいはくたい）
　6．消長（しょうちょう）………… 50
　7．真仮（しんか）………………… 51

V．舌質・舌苔の総合判断　　　　　　　　　　　　　　　　　　　　　53

VI．舌診の注意点　　　　　　　　　　　　　　　　　　　　　　　　57

〔1〕舌象と症候が符合しない原因 … 57
〔2〕弁証上の基本的な考え方 ……… 58

脈　診

Ⅰ．脈診の意義と方法　61

A｜脈象の成り立ち ………… 61
B｜脈診の臨床的意義 ………… 62
　邪正の盛衰を判断する／病変の性質を反映する／病位の深浅を弁別する／病変の進退と予後を判断する
C｜脈診の部位 ………… 63
　遍診法／三部診法／寸口診法
D｜脈診の方法と注意事項 ………… 65
　時刻／体位／指法／挙・按・尋／平息／五十動
E｜脈波図と圧脈波による脈象のイメージ化 ………… 67

Ⅱ．平　脈　69

1) 胃・神・根 ………… 70
　胃／神／根
2) 生理的な変動 ………… 71
　季節・気候／地理的環境／性別／年齢／体格／精神情緒／労逸／飲食／特殊な脈／脈の畸型

Ⅲ．病　脈　73

A｜病脈とは ………… 73
B｜脈位の異常 ………… 74
　1．浮脈（ふみゃく） ………… 74
　　表証／虚証（陰液不足）
　　【注】表証と虚証の浮脈の違い ………… 75
　2．沈脈（ちんみゃく） ………… 76
　　裏実／裏虚（陽気不足）
　　【注】裏実と裏虚の沈脈の違い ………… 76
　3．伏脈（ふくみゃく） ………… 77
　　邪閉・痛極／厥証
C｜至数の異常 ………… 78
　1．遅脈（ちみゃく） ………… 78
　　寒積（実寒）／陽虚（虚寒）／陽明腑実（実熱）
　2．緩脈（かんみゃく） ………… 78
　　湿病／脾胃虚弱／平脈
　3．数脈（さくみゃく） ………… 78
　　実熱／虚熱／虚陽浮越
　4．疾脈（しつみゃく） ………… 79
D｜脈力の異常 ………… 80
　1．虚脈（きょみゃく） ………… 80
　2．実脈（じつみゃく） ………… 81
　　【注】虚脈と実脈の違い ………… 81
E｜脈の太さの異常 ………… 82
　1．細脈（さいみゃく） ………… 82
　　気血両虚・諸虚労損／湿病
　2．洪脈（こうみゃく） ………… 82
　　気分熱盛／邪盛正衰
　3．大脈（だいみゃく） ………… 84
F｜血管緊張度の異常 ………… 85
　1．弦脈（げんみゃく） ………… 85
　　肝胆病／諸痛・痰飲／瘧疾／その他

2．緊脈（きんみゃく）………… 87
　　実寒／激痛・宿食
　【注】弦脈と緊脈の違い ………… 87

G｜脈の長さの異常 ………………… 88
　1．長脈（ちょうみゃく）………… 88
　　正常脈／肝陽有余・陽盛内熱
　2．短脈（たんみゃく）…………… 88
　　気虚／気鬱

H｜血流状態の異常 ………………… 89
　1．滑脈（かつみゃく）…………… 89
　　痰飲・食滞・実熱／正常脈／妊娠脈
　2．渋脈（じゅうみゃく）………… 90
　　傷精・血少／気滞血瘀・挟痰・挟食

I｜調律の異常 ……………………… 92
　1．促脈（そくみゃく）…………… 92
　　陽盛実熱の気滞・血瘀・痰飲・宿食・
　　癰腫／虚脱
　2．結脈（けつみゃく）…………… 92
　　陰盛気結・寒痰・血瘀／陽虚
　3．代脈（たいみゃく）…………… 93
　　臓気衰微／風証・痛証・七情驚恐・
　　跌打損傷／正常脈
　【注】現代医学的「不整脈」との違い 94

J｜複合脈 …………………………… 96
　◆虚の脈 …………………………… 96
　1．濡脈（じゅみゃく）…………… 96
　　諸虚／湿証
　2．弱脈（じゃくみゃく）………… 98

　　気血不足／湿証
　◆危急の脈 ………………………… 98
　1．散脈（さんみゃく）…………… 98
　2．微脈（びみゃく）……………… 98
　◆中空の脈 ………………………… 99
　1．芤脈（こうみゃく）…………… 99
　2．革脈（かくみゃく）…………… 100
　◆有力な脈 ………………………… 100
　1．動脈（どうみゃく）…………… 100
　　痛・驚／その他
　2．牢脈（ろうみゃく）…………… 101
　　陰寒内実・疝気・癥瘕／危象
　脈象の特徴と臨床的意義 ………… 102

K｜相兼脈 …………………………… 104
　浮緊脈（ふきんみゃく） ………… 104
　浮緩脈（ふかんみゃく） ………… 104
　浮数脈（ふさくみゃく） ………… 104
　浮滑脈（ふかつみゃく） ………… 104
　沈細脈（ちんさいみゃく） ……… 104
　沈緩脈（ちんかんみゃく） ……… 104
　沈弦脈（ちんげんみゃく） ……… 104
　沈遅脈（ちんちみゃく） ………… 104
　沈渋脈（ちんじゅうみゃく） …… 105
　弦細脈（げんさいみゃく） ……… 105
　弦数脈（げんさくみゃく） ……… 105
　滑数脈（かつさくみゃく） ……… 105
　弦滑数脈（げんかつさくみゃく） … 105
　洪数脈（こうさくみゃく） ……… 105
　細数脈（さいさくみゃく） ……… 105

Ⅳ．脈診の注意点 …………………………………………………………… 107

〔1〕脈象と陰陽 …………… 107
　　脈の浮沈／脈の遅数／脈象の転変／
　　陽脈と陰脈

〔2〕脈と症候の順逆 ……… 108
〔3〕捨脈従症・捨症従脈 ………… 109

索引 ………………………………… 111

舌診

　舌は体内の状態を反映する鏡であり，臓腑の病変は舌の変化としてあらわれる。舌の観察を通じて体内の状態を知ることを，舌診という。

　舌診には長い歴史があり，古くは『内経』『傷寒論』に舌診に関する記載があり，13世紀には舌診の専門書『敖氏傷寒金鏡録』が出版されている。16世紀になると，温病学派が勃興して弁舌験歯を重視したために，外感熱病の弁証における舌診の内容は飛躍的に発展した。現在では，舌診は中医弁証のうちで非常に重要なものの一つになっており，独特の体系が示されている。

I．舌診の意義と方法

A　舌診の対象

舌診は弁証に不可欠な客観的根拠であり，すべての弁証において舌象が重要な指標になっている。

舌診では，舌質と舌苔を観察する（表1）。

舌質は舌体ともいい，舌の肌肉脈絡からなる。舌苔は，古くは舌胎と称し，舌体上に付着した苔状の物質である。

舌質の望診では神・色・形・態を，舌苔の望診では苔色・苔質を観察し，舌質と舌苔にもとづいて舌診上の総合判断を下すのである。

■表1　舌診の対象

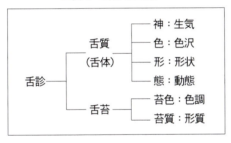

B 舌診の臨床的意義

舌の粘膜は薄くて透明であり、舌体に分布する血管は豊富で血液の供給も盛んであり、舌乳頭も鋭敏に変化するので、舌象は体内の変化を非常に敏感に反映する「ものさし」となる。

具体的には、舌象の変化にもとづいて、以下のような判断を下すことができる。

(1) 正気の盛衰を判断する

舌質の色調や舌苔の有無により、正気の盛衰を推測することができる。

舌質が紅で潤いがあるのは気血が充盛であることを、舌質が淡白なのは気血が虚衰していることを示す。

舌苔が薄白で潤いがあるのは胃気が旺盛であることを、舌苔がなく舌面が光ったように見えるのは胃気の衰敗や胃陰の枯竭をあらわす。

このことについて曹炳章の『弁舌指南』(1920年)には、「舌は心の外候たり、苔はすなわち胃の明徴、舌を察し正気の盛衰を占い、苔を験し以て邪の出入を識るべし」(徐霊胎)と述べられている。

(2) 病位の深浅を弁別する

外感病・内傷病を問わず、舌苔の厚薄から病邪の深浅・軽重を知ることができる。

苔が薄い状態は、病変の初期によくみられ、病邪の侵入が浅いことや病位が表にあることを示す。苔が厚い状態は、病変の極期によくみられ、病邪が深く侵入したことや病位が裏にあることを示す。

なお、病位がさらに深くなって正気の損傷が引き起こされると、舌質が変化し、舌苔が剥落したり少なくなる。

『弁舌指南』に「舌質を察して形容し、内臓の虚実を定むべし。舌苔の垢色をみて、以て外邪の寒熱を弁ずべし」とあるのに相当する。

(3) 病邪の性質を区別する

病邪の性質が異なると、舌苔や舌質などに反映される。

たとえば、熱邪であれば黄苔・紅舌が、寒邪であれば白滑苔が、食積・痰濁では腐膩苔が、湿熱の邪であれば黄厚膩苔が、血瘀では瘀点・瘀斑が、それぞれみられることが多い。

(4) 病状の進退を推測する

舌苔の色と性質は、病邪と正気の消長および病状の進退に相応した変化を示し、とくに外感熱病においては変化が速やかである。

舌苔が白から黄に、さらに灰黒へと変化するのは、病邪が表から裏に侵入し、軽症から重症へと変化し、寒証から熱証へと転変していることを示す。また、舌苔が潤から燥へと変化するのは、熱邪が盛んになり津液が消耗しつつあることをあらわす。

一方、舌苔が厚から薄へ、燥から潤へと変化するのは、病邪が消退し津液が回復しつつあることを示す。

C 舌の構造

　舌は口腔底・顎骨・舌骨に付着した柔軟な筋性器官で,豊富な血管を有し,粘膜で覆われている。舌の上面(舌背)を「舌面」,下面を「舌底」と呼ぶ。

　舌面には薄く透明な粘膜層があり,粘膜上には無数の小突起である「乳頭」がみられる。乳頭には,糸状乳頭・茸状乳頭・有郭乳頭・葉状乳頭の4種類がある(図1)。

● 糸状乳頭

　舌面全体に密生し,上皮が鋸歯状に尖って糸状を呈し,全体としてはビロード状に見える。

なお,糸状部分は角化したり二次乳頭を形成し,細胞代謝産物・細菌代謝産物・食物残渣などが付着して舌苔となったり,炎症などにより乳頭の増殖や角化が強くなると芒刺(起刺)を形成する(図2)。

● 茸状乳頭

　舌尖・舌辺に散在性に分布し,糸状乳頭よりはるかに大きく少数であり,平滑で丸みを帯びた「きのこ状」の突起で,内部に毛細管が侵入しており,表面から血管が透視できるので紅く見える。熱証で充血や血管拡張が強くなると,「紅点」として観察される(図2)。

● 有郭乳頭・葉状乳頭

　舌根部にあり,味蕾を有して味覚に関与するほかは,中医学的にあまり意味をもたない。

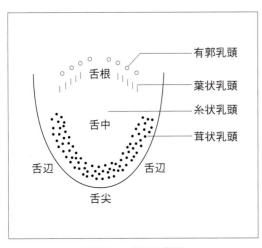

■図1　舌面と乳頭

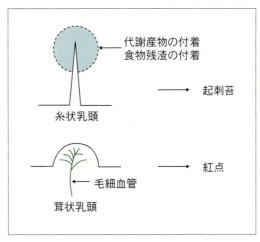

■図2　乳頭の違い

D 舌と臓腑との関係

舌は経絡や経筋を通じて直接的・間接的に五臓六腑と連係しており，臓腑の精気が舌を上栄しているので，臓腑の病変が舌象に反映される。

とくに心と脾胃との関係が密接であり，「舌は心の苗竅たり」「舌は脾の外候たりて，舌苔はすなわち胃気の燻蒸するところ」といわれる。

舌は血絡が最も豊富であるため「心は血脈を主る」と関係が深く，自在で円滑敏捷な舌の動きは「心は神を主る」と強い関連がある。また，心は五臓六腑の大主で，全身臓腑の気血の機能状態を反映するので，臓腑・気血の病変は心を通じて舌に反映されるのである。

脾胃は「後天の本」で「気血生化の源」であり，逆に全身の気血の充足度も脾胃に影響を与えるために，全身の気血の状態が脾胃を通じて舌に反映される。

周学海の『形色外診簡摩』舌質舌苔弁には「それ舌は心竅たり，その伸縮展転は，すなわち筋のなす所，肝の用たるなり，その尖上の紅粒，粟より細きは，心気の命門真火を挟みて鼓起するものなり。その正面の白色軟刺の毫毛のごときは，肺気の命門真火を挟みて生出するものなり。苔に至りては，すなわち胃気の燻蒸するところ，五臓みな気を胃より禀く，ゆえに借りて以て五臓の寒熱虚実を診すべきなり」と記載されており，茸状乳頭（紅粒）・糸状乳頭（白色軟刺の毫毛のごとき）・舌苔さらには舌の運動などと臓腑との関連性が，より具体的に示されている。

なお，舌の部分が人体の部位と関連していることが経験的に明らかにされており，主になるのは胃経分画法・三焦分画法・臓腑分画法の3つである（図3）。

● 胃経分画法

舌尖は上脘に，舌中は中脘に，舌根は下脘に相当するとし，胃病の診断に応用されている。

● 三焦分画法

舌尖が上焦に，舌中が中焦に，舌根が下焦に相当するとみなす。

● 臓腑分画法

舌尖が心肺に，舌辺が肝胆に，舌中が脾胃に，舌根が腎に相当するとみなす。

これらは弁証上の参考にすべきで，機械的にあてはめたり拘泥してはならない。

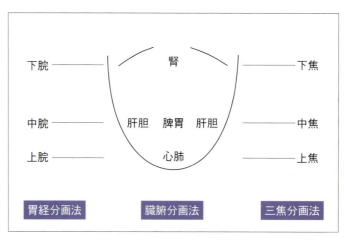

■図3　舌の部分と人体の部位の関係

E 舌診の方法と注意事項

確実な舌診を行うには、以下の要領と注意が必要である。

(1) 光線

同じ色調でも光線の具合によっては異なって感じるので、十分に明るい自然光で、直射ではない柔和な光が得られるようにする。暗い場所や夜間には蛍光灯を使用するが、できれば日中にもう一度確認するべきである。なお、周囲のカーテン・壁・装飾などの反射や衣服の色が影響することもあるので、注意が必要である。

(2) 姿勢

患者を正座させ、口を大きく開かせて舌を自然に口外に伸出させる。正座ができない状態では、臥位で同様に行わせる。

舌体に力を入れたり、緊張・巻縮させたり、舌を伸出している時間が長くなると、舌の循環状態が変わって色調が変化してしまうので、舌体は弛緩させ、舌尖を下方に向けて平らになるように出させる。うまくできない患者の場合には、数回練習させたうえで観察するのがよい。

(3) 順序

一定の順序で観察する習慣をつけることが望ましく、基本的には次のように行うとよい。

まず舌苔を観察し、有無・薄厚・腐膩・色調・潤燥を判定する。次に舌体に移り、色調・老嫩・胖痩・斑点および動態などを診る。一般には舌尖から舌根へと観察を進める。

(4) 飲食

飲食によって舌苔や舌質に変化が生じることがあるので、注意すべきである。

飲食物や薬物などで染まった舌苔を「染苔」といい、元来の苔色と見誤ることがある。牛乳・豆乳などを飲んだあとは白色に、みかん・柿・卵黄などは黄色に、コーヒー・オリーブ・仁丹・喫煙などは褐色に、それぞれ苔色が変化する。

食事による舌面の摩擦や、歯ブラシなどで舌面をこそぐ習慣があるときは、舌苔は薄くなる。

氷・アイスクリームなどの冷たいもの、熱い飲食物やカレーライスなど刺激性の食物を摂取したあとは、舌色が変化することが多い。

鼻閉のために口を開けて呼吸したり、水分を摂取した直後には、舌面の湿潤度に変化がみられる。舌を出す前に口内の水分を嚥下する癖のある患者でも、かなり乾燥したように見える。

(5) 季節・時刻

正常な舌象であっても、季節や時刻によってやや変化がみられる。

夏は暑く湿気が多いので舌苔は厚く淡黄を呈し、秋は乾燥しているために舌苔は薄く乾燥ぎみで、冬は寒いので舌は湿潤傾向にある。

早朝は舌苔が厚く、日中の食後には薄くなる。起床時は舌質が暗で、活動後には紅に変化する。

(6) 年齢と体質

正常であっても、年齢と体質により舌象に変化がみられる。老人は気血が不足するので、舌に裂紋があり、乳頭も萎縮することが多い。肥満した人は舌質が偏淡偏胖で、痩せた人は舌質が偏痩偏紅のことが多い。

(7) 刮苔（かつたい）・揩苔（かいたい）

舌面の潤燥や、舌苔が有根か無根かを、はっきり調べる必要がある場合に用いる。

刮苔は舌圧子などで舌根部から舌尖へ向けて苔を刮ぐこと、揩苔は指にガーゼなどを巻きつけて舌面を揩うことであり、舌苔が乾燥しているか湿潤しているか、舌苔が剝れやすい「無根」か剝れにくい「有根」か、露出した舌体の色調はどうか、剝れた舌苔の再生状況はどうか、などを調べる。

II. 正常の舌象

　正常の舌象は「淡紅舌・薄白苔」と称されるが，具体的には以下のような条件を備えている。

　舌体が柔軟で，敏捷・円滑・自在に動かすことができ，舌色は淡紅で生き生きとして鮮明であり，胖大でも痩せてもおらず，大きさが適当である。

　舌苔は白く顆粒が均等であり，薄く舌面に付着し，適度な湿り気をもち粘膩でなく，拭っても除去できず有根である。

　臨床上は，このような条件を厳密に備えた舌象をみることはほとんどないので，健康で明らかな異常を呈さない舌を正常とみなせばよい。写真❶

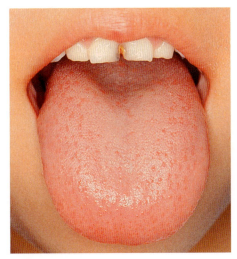

❶　正常舌
　　淡紅舌（やや胖）・薄白苔

Ⅲ. 舌質の望診（神・色・形・態）

舌質については神・色・形・態を観察する必要がある。

A 舌神（ぜっしん）

舌神とは，生気の有無に関するおおまかな印象であり，栄枯と運動性の面から判断することができる。

「有神」とは，舌質に紅みと潤いがあって生き生きとしたつやと生気が感じられ，運動性も十分なものをいう。疾病に罹患していても，有神であればよい兆候である。

「無神」とは，舌質が乾枯して硬く光沢もなく，生気が感じられず，運動性も非常に悪いものをいう。危急の症候である。写真❷

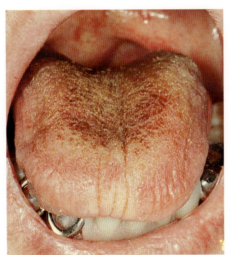

❷ 無神
舌質乾枯し硬く光沢がなく，運動性も悪い

B 舌色（ぜっしょく）

病態をあらわす舌色は，淡白・紅・絳・紫・青の5種に区別されている。

1. 淡白舌（たんぱくぜつ）

主病：営血不足

舌色が正常の淡紅より淡いもので，やや淡い程度の浅淡・偏淡から血色がまったくない淡白までを含めている。

営血が不足して舌体を充養できないために淡白を呈する。ただし一般には，陽気が不足して，陰血を生化する能力が低下したり血液を推動する力が減弱した結果として，営血の不足が生じるので，気血両虚を示すこともある。陽虚のために陰血が産生されない場合は，とくに淡白色となる。

なお，陽気の不足にともなって陰津の生化が不足して気虚もともなうと，舌面に裂紋が生じることが多い。

偏淡・偏胖で湿潤しているのは，陽虚が主体である。写真❸

嫩・淡白で舌体が痩せていたり舌苔が少ないのは，血虚である。写真❹

淡白かつ胖大で歯痕があり，舌面が潤滑なものは，陽虚の虚寒である。写真❺

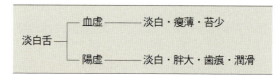

淡白舌 ─┬─ 血虚 ─── 淡白・痩薄・苔少
　　　 └─ 陽虚 ─── 淡白・胖大・歯痕・潤滑

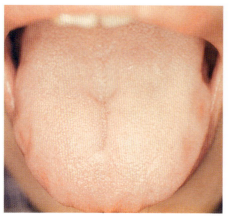

❸ 偏淡・胖・歯痕
　 陽虚

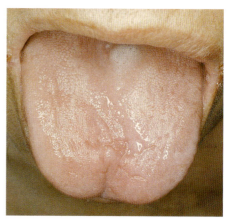

❹ 淡・嫩・裂紋・苔少
　 気血両虚（陰津生化不足による裂紋がみられる）

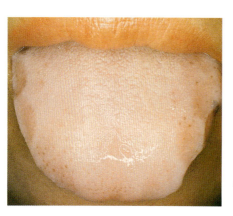

❺ 淡白舌・歯痕・瘀点・潤滑
　 陽虚（血虚も明らかで，血瘀をともなう）

2. 紅舌（こうぜつ）

主病：熱証

舌色が正常の淡紅より濃いもので，やや紅い偏紅から甚だしければ鮮紅を呈するものまでを含める。さらに深紅となり，絳舌と区別しにくい場合は，「紅絳舌」と呼ぶ。一般には，紅舌を呈する時期はごく短かく，すぐに紅絳に変化するので，臨床的に紅舌を見る機会は多くない。

血は熱を得ると行り，熱盛であれば気血が沸涌するために，舌体の脈絡が充盈して紅色となる。熱が営血にも影響を及ぼして濃縮が始まると紅絳に変化する。

舌質が偏紅〜紅で，舌苔が黄を呈するのは，熱証の存在をあらわしている。写真❻，❼

舌質が鮮紅色で，舌苔が黄色で厚く，芒刺をともなうこともあるのは，実熱であり，気分熱盛のことが多い。

紅舌で舌苔が少なく，裂紋をともなったり，甚だしいと無苔で光滑となるのは，陰虚内熱の虚熱である。

なお，陽虚の陰寒内盛で虚陽が上浮した場合にも紅舌があらわれ，非常に鮮かで浮いたような紅色を呈するので，「嫩紅」という。真寒仮熱で危急をあらわすので，熱証と間違えてはならない。写真❽

紅絳舌については，紅舌と絳舌の両面の主病を考慮する必要がある。

紅舌	実熱（気分熱盛）	鮮紅・黄厚苔・芒刺
	虚熱（陰虚内熱）	紅・苔少・裂紋・光滑
	虚陽上浮（仮熱）	嫩紅

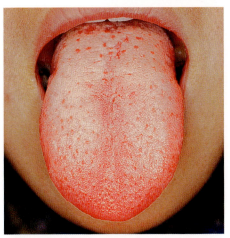

❻ 紅舌・紅点，微黄膩苔
外感病でみられた舌象で，熱邪が気分に入り湿邪をともなっていることを示す

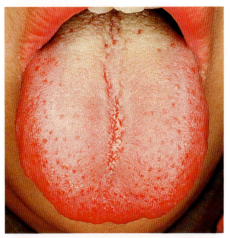

❼ 紅舌・胖・軽度の歯痕，微黄膩苔
外感病および内傷病でみられる舌象で，湿熱内蘊を示す

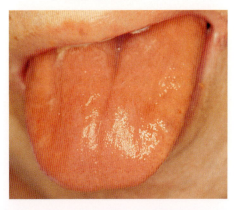

❽ 嫩紅舌・歪斜，無苔
気陰両虚

3. 絳舌（こうぜつ）
紅絳舌（こうこうぜつ）

主病：熱証・血瘀

　紅舌よりさらに色が濃い深紅色を呈するのが，絳舌である。
　血が熱を得てめぐるとともに，営血が熱の煎熬を受けて濃縮されているために，絳色を呈する。このほか，血流の瘀滞によっても絳色があらわれる。
　一般に，紅色から絳色へと変化していくので，単純な紅舌や絳舌を呈することは少なく，外感病・内傷病を問わず，「紅絳舌」がよくみられる。絳色の程度が明らかなほど営血の病変が主体になっていることを示している。
　外感熱病では紅絳舌が非常によくあらわれ，とくに斑疹を発生する伝染性疾患などでは，ごく初期から営分に影響が及ぶために，表証の段階から紅絳舌がみられ，舌苔は黄を呈することが多い。写真❾

　熱邪が営分に波及するにつれて絳色が深くなり，津液の消耗による舌面の乾燥や舌苔の消失が生じ，営血に入ると絳舌・乾燥・無苔を呈する。写真❿，⓫

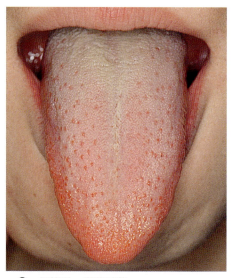

❾　紅絳舌，微黄膩苔
風熱の初期にあらわれた舌象で，衛分・気分の症候を呈するが，営分にも影響が及びつつあることを示す

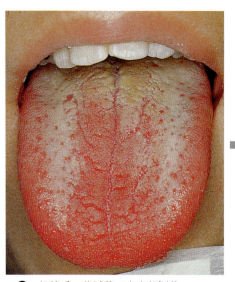

❿　紅絳舌，黄膩苔で中央部剝苔
外感熱病の経過で，舌苔がなお残存しており，気営両燔をあらわす

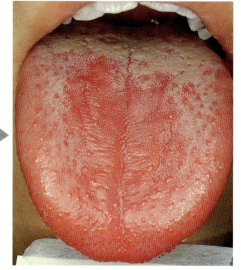

⓫　紅絳舌，舌苔はほとんど消失し乾燥
左の写真❿の2日後で，傷陰が明らかであり，営分証を呈している

内傷病でみられる絳舌や紅絳舌で，少苔あるいは無苔になり，裂紋をともなうこともあって，舌面が乾いているのは，陰虚内熱あるいは陰虚火旺である。写真❷，❸

絳舌・少苔で，湿潤しているのは，血瘀のことが多い。

```
          ┌─ 実熱（熱入営血）    絳・乾燥・少苔～無苔・燥苔
    絳舌 ─┼─ 虚熱（陰虚火旺）    絳・乾燥・少苔～無苔・裂紋
          └─ 血瘀                絳・湿潤
```

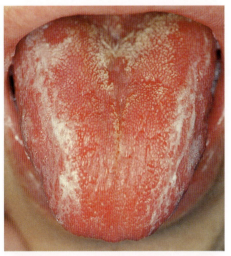

❷ 紅絳舌・やや乾燥，黄苔少々・白沫
陰虚内熱。白沫は熱毒内盛で津液が濃縮されていることを示す

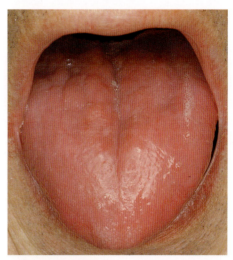

❸ 絳舌，無苔
陰虚内熱

4. 紫舌（しぜつ）

主病：気血瘀滞

　紫色を帯びた舌で，淡紫から絳紫までさまざまな色調がみられる。「暗色」として観察される場合も多い。

　熱盛傷津や陰虚で気血が壅滞したり，陰寒により気血が凝滞するために，紫色を呈する。

　気血瘀滞を引き起こす原因はさまざまであり，虚実・寒熱・燥湿のすべてが関与するが，おおまかには以下のようである。

　紅紫〜絳紫で乾燥しているのは，熱盛傷津や陰虚による気血壅滞である。写真⓮，⓯

　淡紫〜青紫で湿潤しているのは，陰寒内盛による気血凝滞である。実寒では青紫で蒼老，陽虚では淡紫で胖大・嫩である。写真⓰，⓱

　なお，舌が暗色を帯びるときには必ず青紫が加わっており，気滞血瘀をともなっている。

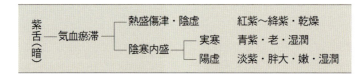

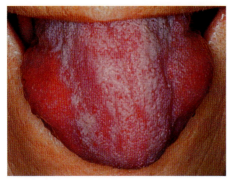

⓮ 絳紫舌，微黄膩苔
陰虚挟湿・気血壅滞

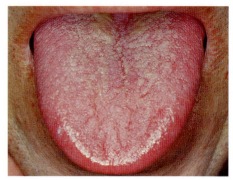

⓯ 紫舌・裂紋少々，苔少で微黄膩
湿熱・気血壅滞

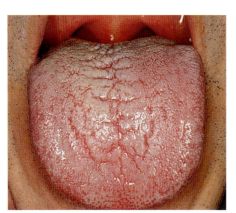

⓰ 紫舌・やや胖，滑苔
寒湿・気血凝滞

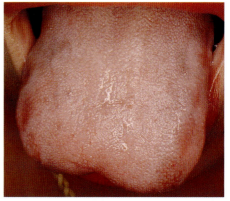

⓱ 淡紫舌（淡暗舌）・胖・歯痕，白潤苔
陽虚・気血凝滞

5. 青舌（せいぜつ）

主病：陽気鬱遏・血瘀

　青色で紅味がない舌で，古書では「水牛の舌」にたとえられており，現在では「静脈の色」といわれる。

　陰寒の邪により陽気が凝滞して鬱したり，血行が瘀滞したために発生する。

　舌全体が青色を呈するのは，寒邪が肝腎に直中したことによる陽気鬱遏のことが多い。写真❶⓲

　舌辺が青色を呈するのは，血瘀をあらわす。

　青舌は，熱証でもあらわれる紫舌とは違い，寒証が主体で程度も重く，舌は湿潤していることが多い。暗色として観察される場合もある。

```
青舌 ── 陰寒 ┬ 陽気鬱遏   全舌青
              └ 血瘀       舌辺青
```

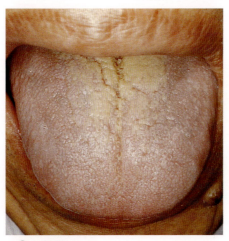

❶⓲　青舌
陰寒凝滞・陽気鬱遏

C 舌形（ぜっけい）

舌形とは舌体の形状のことであり，以下のようなさまざまなものがある。

1．老嫩（ろうどん）

老嫩は，虚と実のいずれが主体であるかを判断する目安として，臨床的に非常に重要である。「老」とは，舌面の紋理がきめ粗く（粗糙），舌体が堅くしまった感じ（堅斂）で，色が濃く（蒼老）見えるものである。舌苔の色がどうであれ，多くは実証が主体である。写真⓳，⓴

「嫩」とは，舌面の紋理がきめ細かくてしっとりと潤いがあり（細膩），舌体がはれぼったくて軟らかい感じ（浮胖嬌嫩）がするものである。一般に虚証が主体である。写真㉑，㉒

『弁舌指南』に「およそ舌質の堅斂にして蒼老なるは，苔色の黄・白・灰・黒を論ぜず，病は実に属すること多し。舌質の浮胖に嬌嫩を兼ねるは，苔色の灰・黒・黄・白にかかわらず，病は虚に属すること多し」と指摘しているとおりである。

```
老嫩 ─┬─ 実証  老（紋理粗糙・堅斂蒼老）
      └─ 虚証  嫩（紋理細膩・浮胖嬌嫩）
```

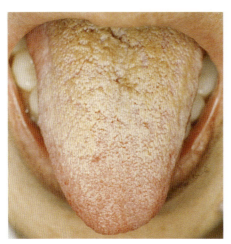

⓳ 老舌・腐苔
湿熱

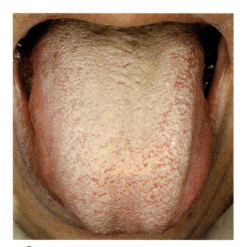

⓴ 老舌（軽度）・黄膩苔
湿熱

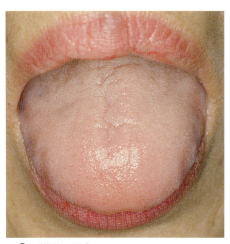

㉑ 嫩舌・胖大
陽気虚

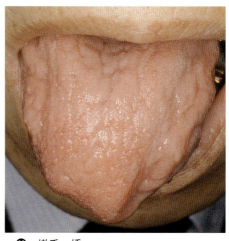

㉒ 嫩舌・嬌
陽気虚

2. 胖大（はんだい）

　舌体が正常よりはれぼったくて大きく，舌を伸出したときに口の幅いっぱいになるようなものである。

　水湿・痰飲が停滞し舌体を満たすために生じるが，脾虚により水湿の運化が不足して発生することが多い。虚が原因で水湿が生じた場合には，舌体が嬌嫩であるために歯痕をともなう。

　舌質が胖大で歯痕を伴うこともある。舌苔が膩を呈するのは，湿盛・痰飲である。写真❷

　舌質が淡紅か紅で胖大であり，舌苔が黄膩を呈するのは，湿熱・痰濁である。写真❷

　舌質が淡白・胖大で歯痕があり，舌苔が水滑を呈するのは，陽虚である。（21頁写真❷を参照）

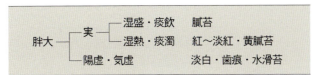

胖大 ─┬─ 実 ─┬─ 湿盛・痰飲　　膩苔
　　　│　　　└─ 湿熱・痰濁　　紅〜淡紅・黄膩苔
　　　└─ 陽虚・気虚　　　　　淡白・歯痕・水滑苔

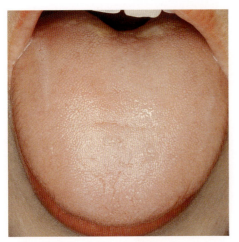

❷　胖大舌・偏淡・歯痕はない
　　痰飲内盛

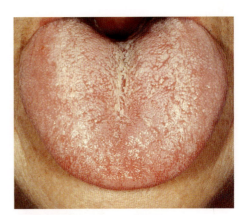

❷　胖大舌・紅絳，微黄膩苔
　　湿熱

3. 腫脹（しゅちょう）

舌体が堅く腫脹し，甚だしければ口腔内を満たしたり，口外に出たままで回縮・閉口ができないものである。

すべて実証であり，舌体が堅く脹れるので歯痕はつかない。臨床的にはあまりみられるものではない。

鮮紅舌で腫脹し，甚だしいと疼痛をともなうのは，心脾有熱で血絡に気血が上壅したものである。小児の高熱などでみることがある。

紫舌で腫脹するのは，飲酒癖のあるものが熱邪を感受し，邪熱が酒毒とともに上壅したものである。

青紫舌で腫脹するのは，中毒による気血凝滞である。

このほか，先天的な舌の血絡鬱閉によるものもあり，舌の血管腫に相当する。写真❷❺

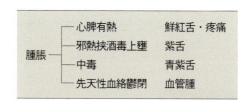

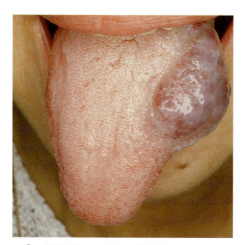

❷❺ 腫脹舌・やや暗・微黄苔
　先天性の血管腫

4. 歯痕（しこん）

舌体の辺縁にみられる歯による圧迫痕で、「歯痕舌」「歯印舌」とも称する。

舌体が胖大になったために歯の圧迫を受けて生じ、胖大舌に付随してみられる。ただし、舌体が嬌嫩であることと、胖大がある程度の期間持続することが条件になるので、虚によって水湿が生じた場合にのみ発生する。

淡紅舌あるいは偏淡で歯痕がみられるのは、脾虚あるいは気虚の挟湿である。写真❷❻

淡白舌で歯痕があり、水滑苔をともなうのは、陽虚の寒湿である。写真❷❼

```
歯痕 ─┬─ 脾虚・気虚の湿盛    淡紅～偏淡舌
      └─ 陽虚の寒湿          淡白舌・水滑苔
```

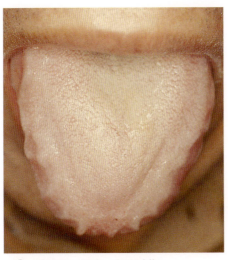

❷❻ 歯痕舌・偏淡、微黄膩苔
脾気虚・挟湿

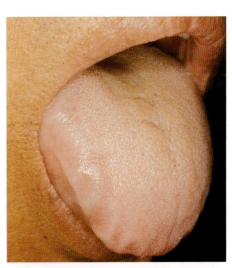

❷❼ 歯痕舌・淡白、白底泛黄苔
陽虚・挟湿

5. 痩薄（そうはく）

「痩小」「痩癟」ともいい，舌体が痩せて小さくなったり薄くなったものを指す。

陰液・陽気が不足して舌体を充盈することができないために生じ，長期間の経過ののちにあらわれる。

痩薄舌で淡白なのは，血虚のことが多い。紅絳を帯びるときは陰虚である。写真❷8，❷9

痩薄舌で紅絳かつ乾燥しているのは，陰虚のことが多い。写真❸0

```
痩薄 ─┬─ 血虚  淡白舌
      └─ 陰虚  紅絳舌・乾燥
```

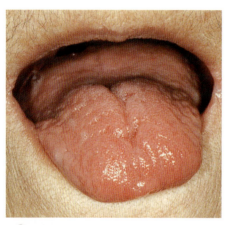

❷8 痩薄舌・嫩・暗紅
気陰両虚

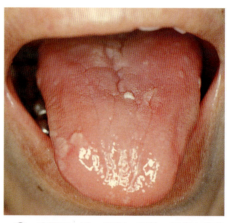

❷9 痩薄舌・嫩・淡紅，裂紋，舌瘡と腐苔あり
気血両虚

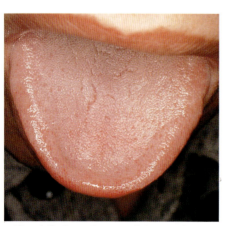

❸0 痩薄舌・紅絳・やや乾燥・裂紋
陰虚

6. 裂紋（れつもん）

舌体にみられる裂溝で，数・深さ・方向・長さなどは多種多様である。気虚で陰津を産生したり輸布できず（気虚不栄），舌面が栄潤されないために生じる。湿邪が陰津の散布を阻滞して発生することもある。

紅絳舌で裂紋があり乾燥しているのは，熱盛気津両傷か気陰両虚のことが多い。写真❸

淡紅舌か紅舌で嫩であり，少苔～無苔で裂紋をともなうのは，気陰両虚のことが多い。写真❸❷，❸❸

淡白舌で裂紋があるのは，気血両虚のことが多い。（写真❹参照）

淡白・胖嫩で歯痕があり，舌苔が膩で，さらに裂紋をともなうのは，脾虚生湿である。写真❸❹

苔が厚い場合に生じる舌苔のみの裂紋もあるので，混同しないよう注意が必要である。写真❸❺

裂紋	熱盛傷津・陰虚	紅絳舌・乾燥
	気陰両虚	嫩・淡紅～紅舌・少苔～無苔
	気血両虚	嫩・淡白舌
	脾虚生湿	嫩・胖大・膩苔

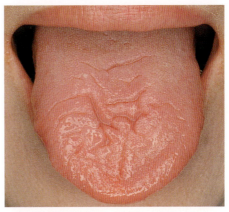
❸ 裂紋舌（横裂）・紅絳，無苔
気陰両虚

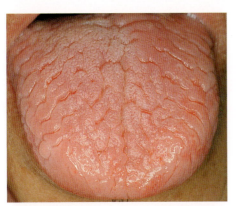
❷ 裂紋舌（脳回状）・胖大・嫩・偏紅，少苔
気血両虚

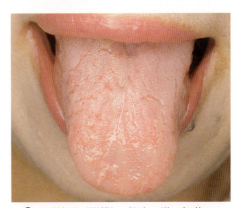
❸ 裂紋舌（縦横）・偏淡・嫩，無苔
気血両虚

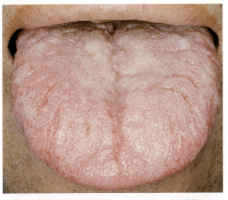
❹ 裂紋舌（放射状）・やや胖，白膩苔
脾虚生湿

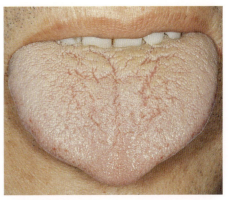
❺ 黄垢厚苔にみられた苔の裂紋・淡暗
血瘀挟湿熱

7. 光滑（こうかつ）

舌面に苔がなく乳頭が消失して光ったように見えるもので，「光滑無苔」「光滑舌」「鏡面舌」「光瑩舌」などと称する。

陰血・陰津の虚損が重度で，舌面を濡養できないために生じる。

紅絳舌で光滑なのは，陰虚が重度なことを示し，胃陰虚・腎陰虚でよくみられる。気陰両虚では胖舌を呈することもある。写真❸⓺，❸⓻

淡白舌で光滑なのは，気血両虚が重度なことを示し，脾胃の陽気が極度に損傷している場合が多い。写真❸⓼，❸⓽

光滑	陰虚（胃陰虚・腎陰虚）	紅絳舌
	気血両虚（脾胃損傷）	淡白舌

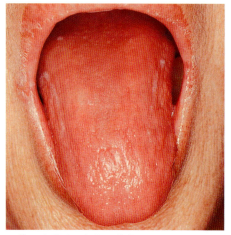

❸⓺ 光滑舌・紅絳・乾燥
　　陰虚

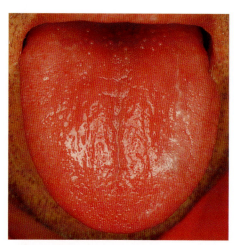

❸⓻ 光滑舌・紅絳・やや胖
　　気陰両虚

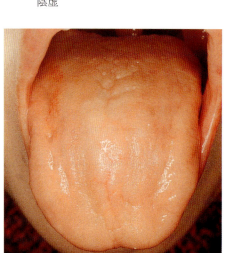

❸⓼ 光滑舌・淡白・湿潤
　　気血両虚

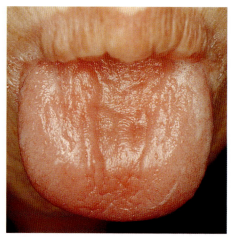

❸⓽ 光滑舌・淡白・乾燥
　　気血両虚・不布津液

8. 点刺（てんし）

点とは，紅・白・黒色を呈する舌面の点状隆起で，茸状乳頭に生じる変化である。「星点」ともいい，『舌鑑弁正』は紅点を「紅星点」と称する。一般に，舌の尖辺部によくあらわれる。

刺とは，舌面に立ち上がった軟刺や顆粒のことで，増大するとトゲ状に隆起し，触れるとザラザラと突き刺さる感じがある。「芒刺」「起刺」ともいい，糸状乳頭の増殖・角化によって生じ，舌の中央部にみられることが多い。

点刺は，いずれも熱邪内結が原因であらわれるが，刺は気分熱盛や胃腸熱盛を，点は営血の熱で生じ熱入営血や心肝火旺を示す。

紅舌で焦黄苔・乾燥とともに芒刺がみられるのは，気分熱盛である。

紅舌・黄苔で舌中部に芒刺があるのは，胃腸熱盛のことが多い。写真⓴

外感病の初期〜中期にも紅点が生じることがあり，とくに斑疹をともなう伝染性疾患などでよくみられるが，営血に波及しやすいことを示している。写真㊶，㊷

絳舌で紅点をともなうのは，熱入営血を示す。黒点は血熱による気血壅滞が生じたことを，白点は熱毒に脾湿が加わり水疱を形成して糜爛(びらん)しかけていることを，それぞれあらわしている。気陰の消耗をともなった場合には，点の頂部が陥凹することもある。写真㊷

舌の尖辺に紅点が多発するのは，心火や心肝火旺のことが多い。写真㊸

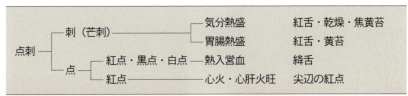

点刺	刺（芒刺）		気分熱盛	紅舌・乾燥・焦黄苔
			胃腸熱盛	紅舌・黄苔
	点	紅点・黒点・白点	熱入営血	絳舌
		紅点	心火・心肝火旺	尖辺の紅点

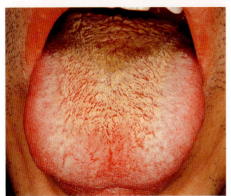

⓴ 芒刺・紅舌，黄苔
胃腸熱盛

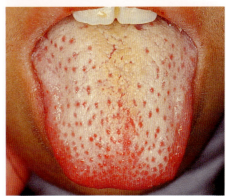

㊶ 紅点・紅舌，微黄厚苔
外感風熱・挟湿で，営分に影響が及んでいる

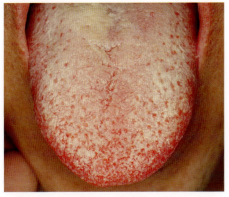

㊷ 紅点・紅絳舌，黄膩苔
心熱挟湿熱

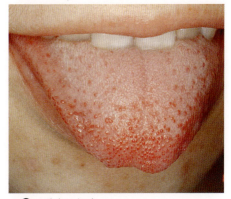

㊸ 舌尖の紅点
心火

9. 瘀点（おてん）
瘀斑（おはん）

舌面にみられる大きさ・形状がさまざまな青紫～紫黒色の斑点で，舌面から隆起しないものである。点状のものを「瘀点」，斑状のものを「瘀斑」という。写真❹❹，❹❺，❹❻，❹❼

気血瘀滞によって発生し，紫舌とほぼ同じ意味をもつ。

外感熱病で，紅絳舌とともに瘀斑が生じるのは，熱入営血による気血壅滞で，斑疹が出現する前兆である。

内傷雑病でみられる瘀点・瘀斑は，血瘀をあらわす。

```
瘀点・瘀斑 ─┬─ 外感熱病 ── 熱入営血・気血壅滞
            └─ 内傷雑病 ── 血瘀
```

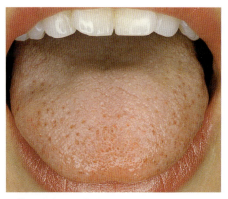

❹❹　舌尖辺の瘀点
　　　血瘀

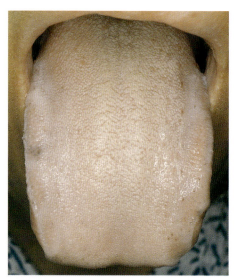

❹❺　舌辺の瘀点・淡暗舌・胖・歯痕
　　　陽虚血瘀

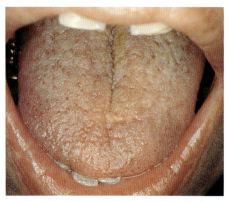

❹❻　瘀斑・瘀点・暗絳舌（口唇も暗滞）
　　　重度の血瘀

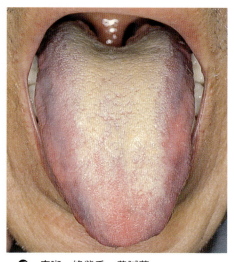

❹❼　瘀斑・絳紫舌・黄膩苔
　　　熱証の血瘀

10. 舌下脈絡（ぜっかみゃくらく）

舌の下面では，舌小帯両側に静脈がぼんやりと見えるのが正常である。

青紫〜紫黒色の小点や，静脈の怒張・蛇行がみられるときは，気滞血瘀が生じていることを示す。写真❹❽，❹❾，❺⓿

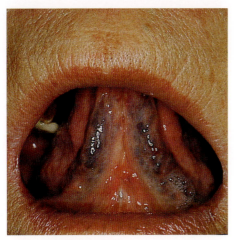

❹❽ 舌下脈絡の怒張
　　重度の血瘀

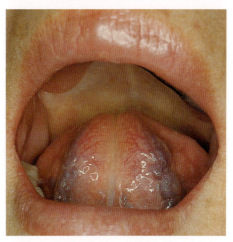

❹❾ 舌下脈絡の蛇行・怒張
　　重度の血瘀

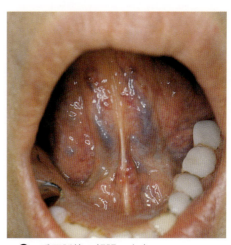

❺⓿ 舌下脈絡の怒張・小点
　　重度の血瘀

11. 重舌（じゅうぜつ）舌衄（ぜつじく）舌癰（ぜつよう）舌疔（ぜつちょう）舌瘡（ぜつそう）舌菌（ぜつきん）

重舌とは，舌下の血管や軟部組織が腫脹・隆起し，小舌が生じたように見えるものをさす。心経火熱の上衝によって生じ，小児にみられることがある。

舌衄は，舌面からの出血で，血熱妄行か脾不統血を示す。

舌癰・舌疔は，舌面の化膿症であり，大きく腫脹するのが癰，紫色で小豆大の血腫をつくるのが疔である。いずれも心経毒熱による。写真❺

舌瘡は，舌面に生じるアフタであり，心熱・陰虚などさまざまな原因で引き起こされる。写真❺，❺

舌菌は，舌面から隆起する新生物で，緩慢に生じ潰瘍をつくらず痛みもないものは良性であり，潰瘍や糜爛（びらん）を形成し痛むものは悪性を疑うべきである。心脾鬱火によって生じることが多い。写真❺，❺

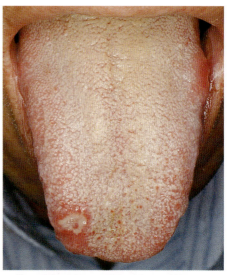

❺ 舌癰（奥）と舌瘡（前）・暗絳舌，黄膩苔　心経毒熱・挟湿熱

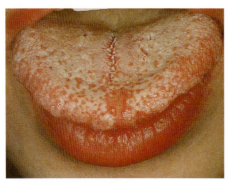

❺ 舌瘡・紅点，黄膩苔
　心経毒熱・挟湿

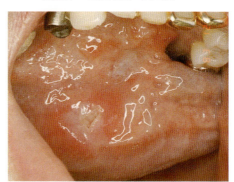

❺ 舌下の瘡・嫩・淡白

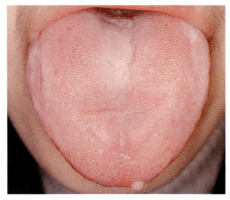

❺ 舌菌

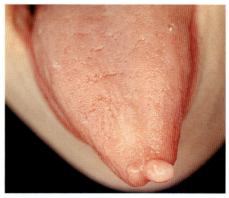

❺ 舌菌

D | 舌態（ぜったい）

舌態とは，舌の動態であり，以下のようなものがある。

1．強硬（きょうこう）

舌体が板状硬となって強直し動きが悪いもので，呂律がまわらず発音も不明瞭となる。「舌強」とも称する。

基本的には邪実が主体であるが，成因は大きく外感と内傷に分かれる。

外感病では，熱入心包の心神擾乱で舌を主宰できなくなるか，高熱傷津で舌の筋脈を濡養できないため生じる。内傷病では，肝風挟痰で舌絡を阻塞するか，肝陽上亢で舌の筋脈が灼傷を受け濡養されないために発生する。いずれの場合にも，舌体の動きの円滑性（神経系を介する）と舌筋の柔軟性（器質的変化）が消失あるいは低下したために，強硬になるのである。

熱盛によるもの（熱入心包・高熱傷津・肝陽上亢）では舌質は紅絳であり，痰濁を挟む場合には舌質は胖で厚膩苔を呈することが多く，肝風による中風や中風の前兆では舌質が淡紅か青紫を示すことが多い。

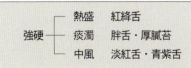

2．痿軟（いなん）

舌体が弛緩して軟弱となり，伸出する力がなく動きも悪いものである。「痿軟舌」ともいう。

基本的には正虚が主体であり，気血陰液の不足により筋脈が濡養されないために痿軟となる。写真❺❻

急性病では熱灼傷津でみられ，舌質は紅で乾燥している。

慢性病では，舌質が淡で痿軟は気血両虚を，舌質が絳で痿軟は陰虚をあらわすことが多い。

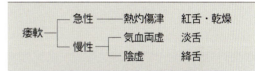

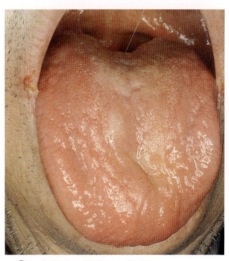

❺❻ 痿軟舌・偏淡紅，苔少
気血両傷

3. 顫動（せんどう）

舌体がふるえ動いたり舌筋がぴくぴくと動き，自分では制御できないことである。「顫動舌」「顫抖舌」「舌顫」「舌戦」などと呼ぶ。

虚損あるいは動風によって生じ，筋脈が陽気の温養と陰液の濡潤を得られないために安寧を欠いて顫動したり，肝風内動にともなって振戦が引き起こされる。

慢性病で舌面がぴくぴくと微動するのは，気血両虚か陽虚であり，舌質は淡を呈する。

動風による舌のふるえもよくみられ，外感病の高熱で生じる熱極傷津の動風（熱極生風）では舌質が紅で乾燥しており，内傷病の肝陽化風では舌質が紅絳で少苔であり，酒毒による場合は舌質が紫紅のことが多い。

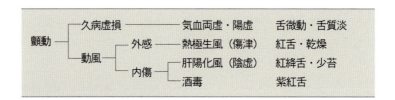

4. 歪斜（わいしゃ）

舌を伸長したときに舌尖が一側に偏位することで，「歪斜舌」「偏歪舌」「偏斜舌」「舌歪」「舌偏」などと称される。

中風か中風の前兆を意味し，外風あるいは内風が経絡を阻塞し気血を渋滞させるため生じ，風邪中絡・風痰阻絡がよくみられる。

外風の風邪中絡は，顔面神経麻痺とともに歪斜舌を呈することが多く，舌質・舌苔にはあまり変化がみられない。

肝風阻絡による歪斜舌は，突然に発症して舌質は紫紅を呈することが多く，痰をともなうとき（風痰阻絡）には舌苔が白厚膩である。

中風の後遺症の場合には舌質は淡紅のことが多い。写真❺⓻

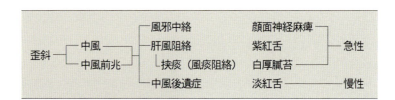

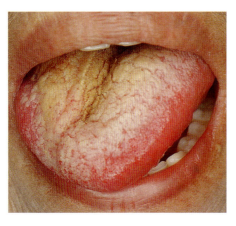

❺⓻ 歪斜舌・紅絳，黄膩苔
痰熱阻絡の中風後遺症

5. 吐弄（とろう）

舌を口外に出すのを「吐舌」，舌をしきりに口から出し入れしたり口唇を上下左右になめまわすのを「弄舌」という。

いずれも心脾の有熱を意味する。軽症では，内熱を放散する手段として舌を口外に出したり，舌や口唇の乾燥を改善しようとして舌を動かすので，吐舌や弄舌となる。重症では，心火が神明を擾乱して風動を引き起こしたり，脾熱で傷津から筋脈の緊縮を生じるために，吐舌・弄舌が発生する。

重症の吐舌は，疫毒攻心か正気が絶えそうなことを示し，舌が紫色を呈する。写真❺

重症の弄舌は，熱極生風の前兆あるいは発達障害（ダウン症候群など）をあらわす。

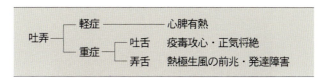

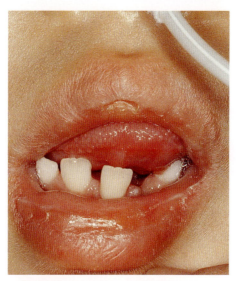

❺ 吐舌
神明失司（溺水で意識がない状態）

6. 短縮（たんしゅく）

舌体が緊縮し伸ばすことができないもので，「短縮舌」「巻縮舌」という。

寒凝による筋脈の拘縮，痰濁阻絡による筋脈不利，熱盛傷津動風による筋脈攣急，気血・陰津不足による筋脈不栄などが原因で生じ，すべて危急の症候である。

寒凝筋脈では舌は湿潤しており，陽虚による場合は舌質が淡白，寒邪直中による場合は舌質が青紫のことが多い。痰濁内阻では舌質は胖で舌苔は粘膩のことが多い。熱盛傷津動風では舌質は紅絳で乾燥している。気血両虚では舌質は淡白で胖かつ嫩のことが，陰虚では舌質は紅絳で乾燥していることが多い。写真❺

なお，先天的に舌小帯が短縮しているために，舌が伸出できない場合もあり，短縮舌と誤認しないようにする必要がある。

■Ⅲ．舌質の望診（神・色・形・態）

```
            ┌─ 寒凝 ──────┬─ 陽虚 ──── 淡白舌・湿潤
            │             └─ 寒邪直中 ─ 青紫舌・湿潤
            ├─ 痰濁阻絡 ────────────── 胖舌・粘膩苔
短縮 ──────┤
            ├─ 熱盛傷津動風 ────────── 紅絳舌・乾燥
            │                ┌─ 気血両虚 ─ 淡白舌・胖嫩
            └─ 気血・陰津不足 ┤
                              └─ 陰虚 ──── 紅絳舌・乾燥
```

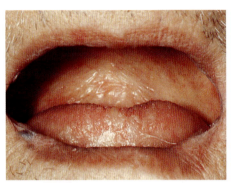

❺❾ 短縮舌・乾燥
気陰耗傷

7. 舌縦（ぜつじゅう）

舌が口外に伸長したままで，口内に入れることが困難あるいは不能なものである。

多くは舌筋が弛緩して収縮できないために生じるが，舌筋が固縮した場合にもみられる。

舌体が弛緩し，淡白・胖・嫩を呈するのは，気血両虚である。舌体が脹満し乾燥して硬く，舌質が紅絳を呈するのは，痰火擾心である。

舌が伸出したままで乾燥し無苔の「無神」のものは，危急である。舌を縮めることができ，舌が湿潤している場合は，やや軽症である。

```
          ┌─ 気血両虚  弛緩・淡白・胖嫩
舌縦 ─────┤
          └─ 痰火擾心  堅乾・紅絳・脹満
```

8. 舌麻痺（ぜつまひ）

舌の知覚と運動の両面が低下した状況である。

営血が舌を上栄できないために発生するが，血虚生風（肝風）か肝気挟痰が原因であることが多い。

血虚生風では舌質が淡白・少苔であり，肝気挟痰では舌苔が厚膩を呈することが多い。

```
                           ┌─ 血虚生風  淡白舌・少苔
舌麻痺 ── 営血不能上栄 ────┤
                           └─ 肝気挟痰  厚膩苔
```

IV. 舌苔の望診（色・質）

舌苔については，色調（苔色）と形質（苔質）の両面を観察する必要がある。

A 苔色（たいしょく）

苔色は，主に白・黄・灰・黒の4種を区別するが，このほか緑苔と黴醬もまれにみられる。

1. 白苔（はくたい）

一般に表証・寒証をあらわすが，特殊な状況では熱証を示すこともある。

薄白苔は正常の苔であるが，外邪が表衛を侵犯したばかりのときには，舌苔にはまだ変化があらわれないために薄白を呈する。すなわち表証を示し，傷寒の太陽病（表寒証）や温熱病の衛分証（表熱証）でみられる。写真❻

白苔がやや厚く湿潤しているのは，裏寒か寒湿である。写真❻❶

陽虚が基本にある内傷の場合には舌質が淡白・胖嫩であり，寒邪の直中の場合には青紫舌のことが多い。

積粉苔（粉白苔）は，舌面に白粉（おしろい）を厚く重ねたように白苔が満布し，乾燥して見えるが触れると湿潤している「類乾苔」である。湿邪が熱邪を鬱閉し毒熱内盛となった「湿遏熱伏」が原因で発生し，瘟疫（重篤な発熱性の伝染病）や内癰（内臓や体腔内の化膿症）などでみられる。

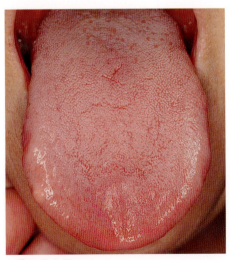

❻ 薄白苔
正常・表証

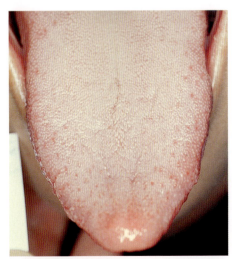

❻❶ 白苔・やや厚苔
寒湿・裏寒

白糙裂苔は，乾燥し裂け目ができて砂石状を呈する白苔で，触れると粗糙なものである。温病で化熱が激烈な場合にみられ，舌苔が黄色に変化するより前に裏熱と傷津が引き起こされ，苔が乾燥したために生じる。このほか，必要がないのに附子・巴戟天・肉桂などの温補薬を大量にあるいは長期に服用し，津液が損傷を受けたときにも発生する。

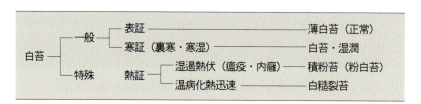

2．黄苔（おうたい）

一般に裏証・熱証を示すが，表証や陽虚でみられることもある。

黄苔は，熱邪の燻灼を受けて生じ，淡黄（微黄）は熱邪が軽いことを，深黄は熱邪が重いことを，焦黄（金黄色で乾燥ぎみ）は熱結をあらわす。陰虚内熱の場合にも黄苔がみられる。写真❷，❸，❹

外感病で白苔から黄苔に変化するのは，邪が化熱し表から裏に入ったことを示し，傷寒の陽明病や温病の気分証でみられる。

薄黄苔は，表証でみられることがあり，表熱（衛分証・風熱表証）あるいは表寒化熱（風寒化熱）を示す。写真❻

黄厚苔は，裏熱でみられ，苔が厚いほど邪の停滞がつよいことを示す。写真❻

淡黄苔で潤滑であったり，底部が白色で表面のみが黄色の「白底泛黄苔」を呈し，舌質が淡白・胖嫩を呈するのは，陽虚の湿遏化熱をあらわす。写真❼

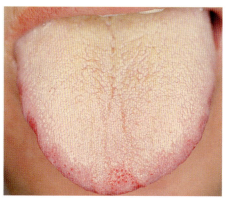

❷ 淡黄（微黄）膩苔
痰熱（熱軽）あるいは湿熱

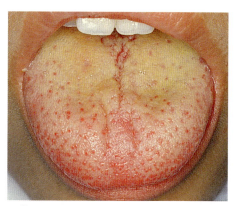

❸ 黄厚膩苔
湿熱あるいは痰熱

A｜苔 色 35

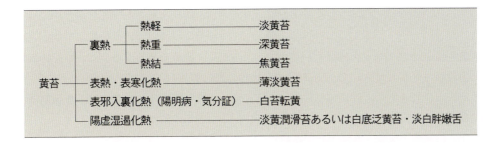

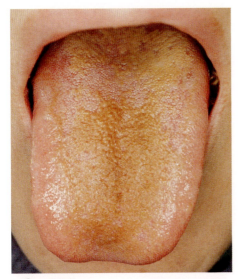

❻❹ 焦黄苔
熱結

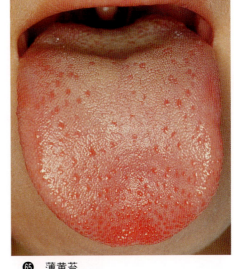

❻❺ 薄黄苔
表熱

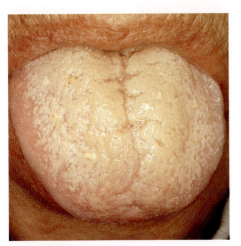

❻❻ 黄厚苔
食積化熱あるいは湿熱か痰熱

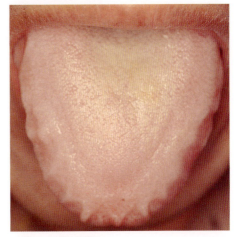

❻❼ 白底泛黄苔
陽虚湿遏化熱

3．灰苔（かいたい）

うすい黒色を呈するのが灰苔で，白苔が暗色に変化することにより生じ，黄苔をともなって灰黄苔になることもある。

裏証を示し，裏熱・痰飲・寒湿などでみられるが，痰飲をあらわすことが多い。

灰苔で湿潤しているのは，痰飲内停か寒湿である。灰黄を呈する場合は，痰熱か湿熱である（熱は軽度）。写真❻❽

灰苔で乾燥しているのは，外感熱病の熱盛傷津か内傷の陰虚火旺をあらわす。

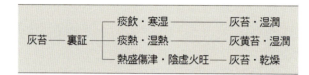

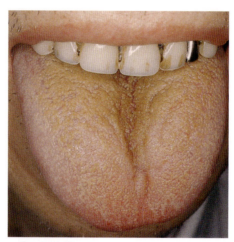

❻❽　灰黄苔
痰熱（熱は軽度）

4. 黒苔（こくたい）

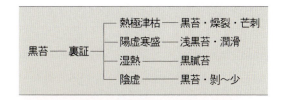

　黒苔は灰苔より色が濃いもので，灰苔か焦黄苔から変化して発生する。

　裏証を示し，熱極か陽虚寒盛など病変の重篤な段階でみられることが多いが，湿熱や陰虚でもあらわれることがある。

　黒苔で乾燥して裂け目があり，甚だしいと芒刺をともなうのは，熱極で津液が枯竭したことを示す。写真❻❾

　浅黒苔で潤滑を呈するのは，陽虚寒盛である。写真❼⓪

　黒膩苔は湿熱のことが多く，剥落したり少ない黒苔は陰虚のことが多い。写真❼①

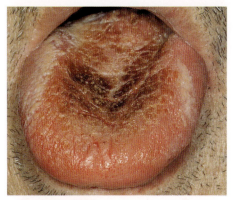

❻❾　黒苔・乾裂
　　熱極津枯

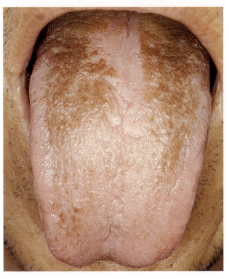

❼⓪　浅黒苔・湿潤，淡舌
　　陽虚寒盛

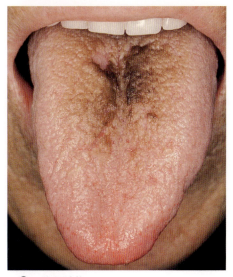

❼①　黄黒膩苔
　　湿熱

5. 緑苔（りょくたい）

白苔から変化することが多く，灰苔・黒苔と意味は同じであるが，熱証だけにあらわれ寒証ではみられない。写真⓻

滑膩苔に緑苔をともなうのは，湿熱・痰飲などが化熱していることを示す。瘟疫や湿温などであらわれることが多い。

6. 黴醬苔（ばいしょうたい）

紅・黒・黄の色調が混ったべっとりとした苔で，黴醬（焼き味噌）に似ている。湿濁が長期にわたって化熱したことを示す。写真⓼

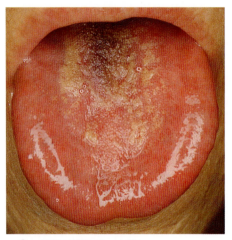

⓻ 緑苔（暗紅舌・少苔）
陰陽両虚・痰熱

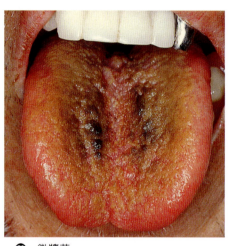

⓼ 黴醬苔
湿濁化熱

注 苔色について

苔色は一定不変ではなく，病態に応じた変化をみせる。基本的な変化は，以下のように考えることができる。

化熱（熱化）しても寒化しても白→灰→黒に変化するという傾向はあるが，化熱するほど乾燥傾向がつよく，寒化するほど湿潤傾向がつよくなり，舌質にも相応の変化がみられる。

舌苔は経時的に変化することが多いので，場合によっては白・灰・黄などの区別が明瞭でないことや，2種の色が混在していることがある。

明瞭でない場合には，白黄苔（白苔で黄色みがかっている）・黄白苔（黄苔で白みがかっている）・灰白苔（灰苔で白みがかっている）・灰黄苔（灰苔で黄色みがかっている）などと表現する。

同時にみられるときは，黄白相兼（一部は黄苔で一部は白苔）・灰白相兼（一部が灰苔で一部が白苔）などと表現する。

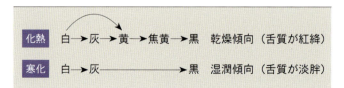

B 苔質（たいしつ）

苔質については，苔の厚さ・湿潤度・粘稠性・分布・剝落の有無・消長・真仮などを区別する必要がある。

1．薄厚（はくこう）

苔質の厚さは，苔を透して舌体が見える「見底」と，舌体がまったく見えない「不見底」を基準とする。

不見底の舌苔を「厚苔」，ぼんやりとでも見底できる舌苔を「薄苔」という。

舌苔の厚さによって病邪の深浅を推測することができる。

1）薄苔（はくたい）

薄苔は，元来は胃気の上蒸によって発生する正常の舌苔であるから，病変時にみられる場合には，病変が軽度で邪の勢いも強くなく，正気にも損傷がないことを示す。それゆえ，外感病の表証あるいは内傷病の軽症をあらわす。写真❼❹

2）厚苔（こうたい）

厚苔は，胃気が湿濁や邪気を挾雑して燻蒸するために発生するもので，邪盛をあらわす。外感病では邪盛入裏を，内傷病では痰・飲・湿の停留や食滞を示す。写真❼❺

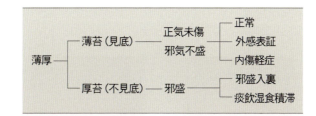

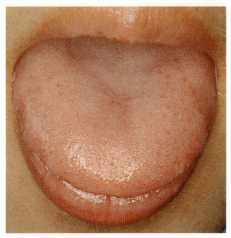

❼❹ 薄苔（見底）
苔は正常

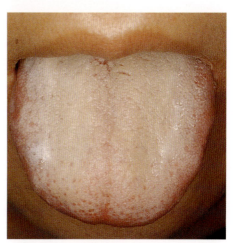

❼❺ 厚苔（不見底）
寒湿・痰飲湿食積滞

2. 潤燥（じゅんそう）

舌面は適度に湿潤しているのが正常で，津液が上承していることを示す。湿潤しすぎたり，乾燥しすぎるのは，津液の状態に異常があることをあらわす。

1）滑苔（かつたい）

舌面の水分が過多で湿潤しすぎており，触れてもツルツル（滑利）して濡れ，甚だしければ舌を伸長するとよだれが滴下するような状態を，「滑苔」あるいは「水滑苔」という。写真❼⓺

滑苔は寒証・湿証を示す。陽虚のために水湿の運化ができなくなり寒湿や痰飲が内生したり，寒邪により陽気が鬱阻されて水湿が停滞したり，湿邪が停聚して痰飲が発生するなどの機序で引き起こされる。臨床的には，陽虚による痰飲水湿の内停がよくみられる。

2）燥苔（そうたい）

舌苔が乾燥し，触れても湿気が感じられないものを，「燥苔」という。写真❼⓻

このほか，舌苔が乾燥し顆粒が粗糙になって砂石状を呈し，触れるとザラザラした感じがするものを，「糙苔（ぞうたい）」という。写真❼⓼，❼⓽

また，苔質が板状硬で乾燥し裂紋が入っているものを，「燥裂苔（そうれつたい）」と呼ぶ。写真❽⓪

舌苔が乾燥するのは，津液が上承しないためであり，津液が不足しているか上承する能力がないことを示す。熱盛傷津・陰液虚損（津虚・陰虚）・燥邪傷肺などによる津液不足のほか，陽虚のため津液を生化し上承することができない「陽虚気化不行」の場合にも発生する。

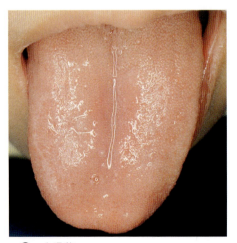

❼⓺ 水滑苔
飲邪

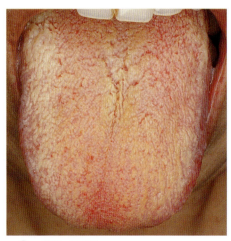

❼⓻ 燥苔（黄燥）
湿熱化燥

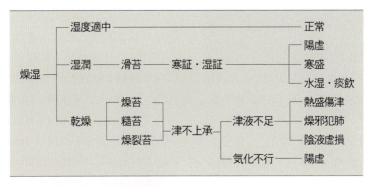

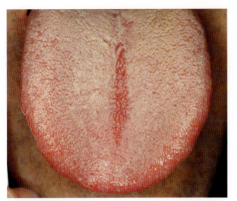

㉘ 黄糙苔
湿熱化燥

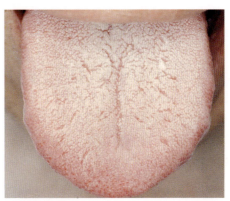

㉙ 白糙苔
寒湿化燥

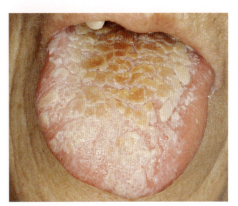

㉚ 燥裂苔
湿痰化燥

注 潤燥の仮象

特殊な状況においては，湿邪が原因であるのに舌苔が乾燥したり，熱邪が原因であるのに舌苔が湿潤することがある。

たとえば，湿邪が気分に伝入したために陽気が阻滞されて津液を生化できなくなると，舌苔は逆に乾燥する。また，熱邪が血分に伝入して陰液を蒸動した場合には，舌苔が逆に湿潤する。

このような仮象もみられるので，四診合参する必要がある。

3. 腐膩（ふじ）

粘稠でべったりとした感じがすることを腐膩といい，腐苔と膩苔は無根か有根かで区別する。両者が同時に存在したり，いずれであるかの区別が明確でない場合には，「腐膩苔」と称する。

舌苔の腐膩の状況から，陽気と湿濁の消長を推察することができる。

1）膩苔（じたい）

舌苔が油状にべったりとして粘った感じがし，顆粒が細かく緻密であり，舌面にしっかりと貼りついて揩（ぬぐう）・刮（こそぐ）で除去できない「有根」のものを，膩苔という。写真⓼～⓼

顆粒がさらに緻密になって相互に膠着し，表面を粘液が覆っているように見えるものを，「粘膩苔」と称する。顆粒が不明瞭になると同時に汚穢で暗色を呈するものは，「垢苔」「濁苔」「垢膩苔」「濁膩苔」「垢濁苔」などと呼ぶ。濁より垢のほうが汚穢の程度が重い。

膩苔は，湿濁が内蘊して陽気を阻滞することにより発生し，湿盛・痰飲・食積・湿熱・頑痰などでみられる。

白膩苔・白滑膩苔は，湿盛・寒湿をあらわすことが多い。写真⓼

黄膩苔は痰熱・湿熱・暑温・湿温・食滞・湿痰化熱などを示す。写真⓼，⓼

粘膩苔は湿熱・熱痰を，垢濁苔は湿濁・痰濁が盛んなことを示している。写真⓼～⓼

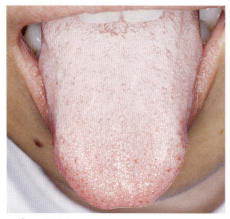

⓼ 白膩苔
寒湿

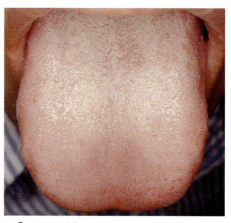

⓼ 微黄膩苔
湿熱（軽症）

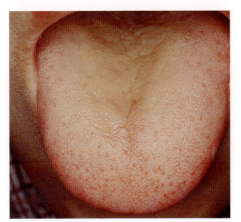

㊃ 微黃膩苔
湿熱（熱軽）

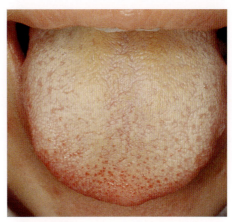

㊄ 黃膩苔
湿熱

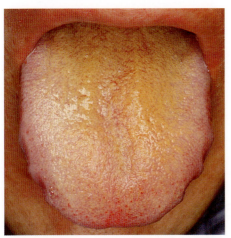

㊅ 黃粘膩苔
湿熱

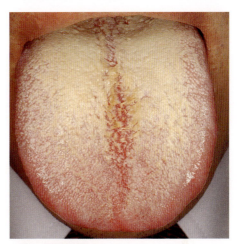

㊆ 黃濁膩苔
痰濁

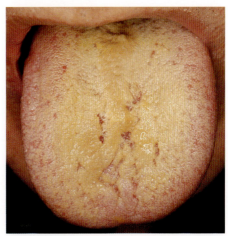

㊇ 黃垢膩苔
痰濁

2）腐苔（ふたい）

舌苔の顆粒が粗大で厚くまばらであり，豆腐の食べかすが舌面に堆積しているように見え，揩（ぬぐ）うと除去できる「無根」のものを，腐苔という。写真❽

苔色が暗く汚いものを「浮垢苔」「腐垢苔」という。写真❽❾，❾⓪

また，膿汁様の粘液がついたようなものを「膿腐苔（のうふたい）」と称する。

菌交代現象などでカンジダが繁殖し，舌面に白膜や飯粒様白点として腐苔がみられるものは，「黴腐苔（ばいふたい）」と呼ぶ。写真❾❶，❾❷

腐苔は陽熱有余をあらわすことが多く，熱邪が胃中の腐濁を蒸騰するために発生し，食積や痰濁が久鬱し化熱した場合によくみられる。陰虚内熱の晩期にあらわれることも多い。

一般的な病変の経過においては，膩苔から化熱にともなって腐苔へと移行することが多く，腐苔が少なくなって新しい薄苔が生じると，正気が病邪に打ち勝って回復しつつあることを示す。（写真❽❾，❾⓪を参照）

膿腐苔は邪盛で重篤なことを示し，内癰でよくみられる。

黴腐苔は正気が重度に損傷され濁腐が上泛していることをあらわし，鵞口瘡や医原性疾患などでみられる。

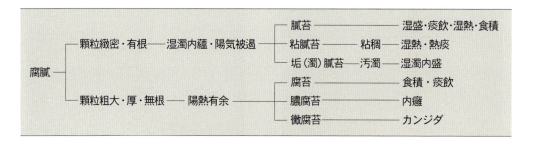

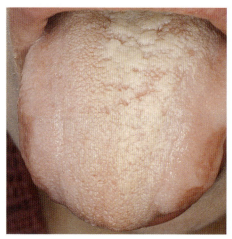

❽ 腐苔
一部は膩苔であり，腐膩苔ともいう
食積・痰飲

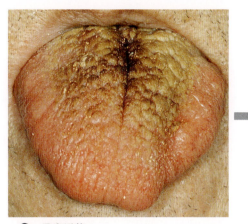

❽❾ 黒腐垢苔
痰濁久鬱化熱（治療前）

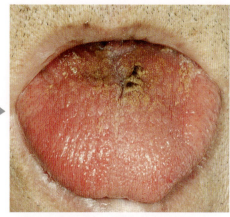

❾⓪ 腐苔が消退し，薄黄苔の新生がみられる
治療1週間後

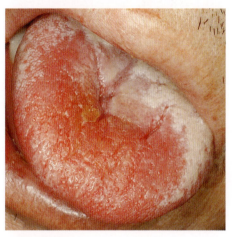

❾① 黴腐苔
カンジダ

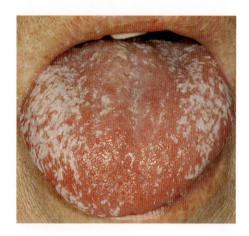

❾② 黴腐苔（雪花状）
カンジダ

4. 全偏（ぜんへん）

舌苔が舌面全体をほぼ均等に覆っているのを「全」といい、左・右・前・後のいずれかに偏在したり局所的に存在するものを「偏」という。

舌苔の偏全は病変の所在を示している。

1）全苔（ぜんたい）

舌面全体をほぼ均等に覆う舌苔であるが、舌尖部はやや薄いのが通常である。苔が舌の全体を厚く覆っているときは「満布」という。（写真❽❶、❽❷を参照）

邪気が三焦に瀰漫していることを示し、痰湿が中焦を阻滞し上・下焦にも影響を及ぼしている状況が最も多い。

2）偏苔（へんたい）

舌苔が偏在しているものであるが、次項で述べる剥苔との違いは、舌苔の厚さや有無の境界が明瞭でないことである。

舌尖部（外）に偏在する苔を「偏外苔」、舌根部（内）に偏在する苔を「偏内苔」と呼ぶ。

偏外苔は胃気虚弱のものが邪気を受けて裏証を生じたことを、偏内苔は種々の原因により胃気が停滞していることを、それぞれあらわす。写真❾❸、❾❹

舌の中根部のみが薄〜少〜無苔を呈するのは、胃陽が不足して上蒸できないか、腎陰が不足して上濡できないか、陰精や気血がすべて損傷していることを示す。写真❾❺

逆に中根部のみに苔がある「偏中苔」は、痰飲の停滞や胃腸の積滞をあらわす。

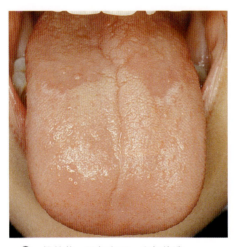

❾❸　偏外苔　胃気虚弱・邪気停滞

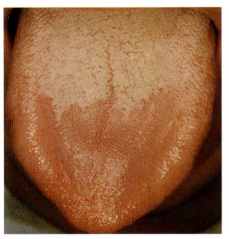

❾❹　偏内苔　胃気停滞

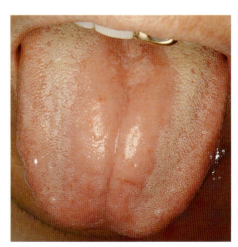

❾❺　中根部少苔　脾腎気虚

舌面の左右の一側に偏する苔は，「偏左苔」「偏右苔」といい，半表半裏証あるいは肝胆湿熱などでよくみられる。『弁舌指南』は「偏左滑苔は，臓結証たり，邪ともに臓に入る，最も難治たり。偏右滑苔は，病は肌肉にあるなり，邪は半表半裏にあるなり」と指摘しているが，今後の検討を待つ必要がある。写真❾❻，❾❼

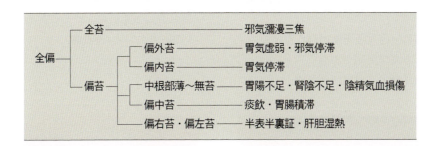

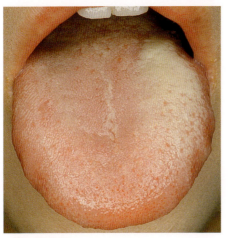

❾❻ 偏左苔
半表半裏証・肝胆湿熱

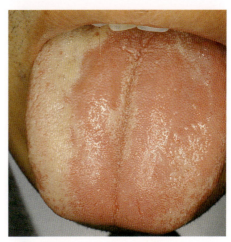

❾❼ 偏右苔
半表半裏証・肝胆湿熱

5. 剝落（はくらく）

舌苔が完全にあるいは部分的に剝がれ落ち，境界が明瞭なものを「剝苔」という。写真❾❽，❾❾，❿

舌苔の剝落は，胃気と胃陰の存亡を示し，予後を判断するうえで大切である。

剝苔には以下のような区別もある。

1）光剝苔（こうはくたい）

光剝舌ともいい，舌苔が完全に剝落して乳頭も消失し，舌面が鏡面状を呈するものである。「鏡面舌」ともいい，すでに舌形の「光滑」の項で述べている。写真❿❶

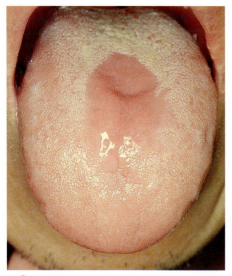
❾❽ 中部剝苔

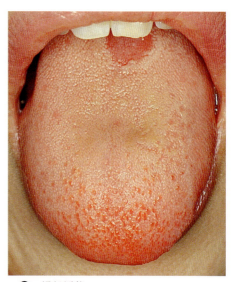
❾❾ 根部剝苔

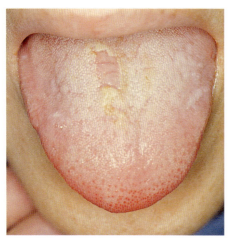
❿ 鶏心剝苔（小さな剝落）

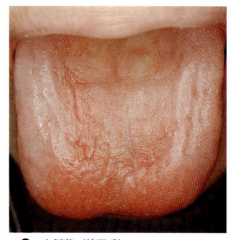
❿❶ 光剝苔（鏡面舌）

2）花剝苔（かはくたい）

　花剝舌ともいう。舌苔の剝落が部分的であり，剝落した場所は光滑を呈し，花弁様の舌苔が斑状に残存するものである。写真❶❷，❶❸
　胃の気陰両傷をあらわす。

　花剝で膩苔を兼ねるときは，痰濁が残存しながら正気が損傷したことを意味し，病状は複雑である。
　厚苔があり，花弁状に一部のみが剝落したり，ひび割れ状に剝落したり，凹点があらわれたりして，底面が紅で乾燥しているときは，傷津をあらわすので注意が必要である。

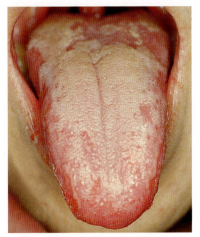

❶❷　花剝苔　気陰両虚挟湿熱

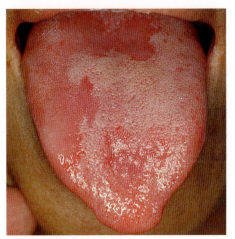

❶❸　花剝苔　気陰両虚

3）類剝苔（るいはくたい）

　舌苔の剝落が部分的であり，剝落部が光滑ではなく新生の顆粒が認められるものをいう。地図状に剝落して類剝苔を呈し，剝落部分が日時の経過とともに変化するものを，「地図舌（ちずぜつ）」と

いう。写真❶❹，❶❺
　化源不足で気血の補給が断続したり不均等になる「気血不続」によって発生する。

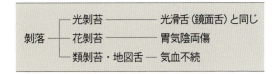

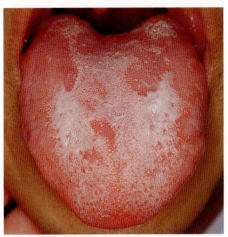

❶❹　類剝苔（地図舌），舌質紅
　　　気陰両虚

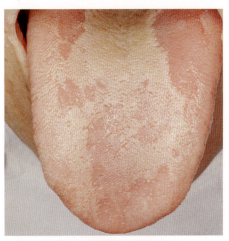

❶❺　類剝苔（地図舌），舌質淡
　　　脾気虚挟湿

6. 消長（しょうちょう）

「消」とは，舌苔が厚から薄へ多から少へと，消退していくことである。「長」とは舌苔が無から有へ薄から厚へと，増長していくことである。舌苔の消長は，邪気と正気の力関係を反映しており，病変の進退と予後の判断に役立つ。

舌苔が少から多へ，薄から厚へと変化する「長」は，一般に邪気が次第に盛んになり，病変が進行しつつあることを示す。逆に，舌苔が厚から薄へ，多から少へと変化する「消」は，一般に正気が回復し病変が消退しつつあることを示す。

消・長のいずれも，次第に変化するのが通常であり，突然に変化するのは病状の急変を意味し，注意が必要である。

たとえば，薄苔が1～2日のうちに厚苔になるのは正気が衰え邪気が急速に裏に入ったことを，逆に厚苔満布が一夜で消退するのは胃気暴絶を，それぞれあらわしている。

『察舌弁証新法』では，舌苔が次第に消退することを「真退真化」と称している。

舌面には舌苔が新生する萌芽があるために，上部を覆っている苔が消退し，舌苔が消退した「真退」ののちに新たな薄白苔が生じる「真化」がみられることを，「胃気漸復し，穀気漸進す」のよい兆候であるとしている。写真❶⓺，❶⓻

これに対し，舌苔が突然に消退することを「仮退」と称している。仮退として3種の状況をあげ，一つは突然舌苔が消退し新苔が生じないため鏡面舌を呈する胃の気陰衰竭の悪候，一つは多処で舌苔が剥落し花剥苔を形成する傷陰，もう一つは満布した厚苔が突然消退し粘液・紅点・裂紋などを残したのち1～2カ月でまた厚苔が生じる湿濁の邪正相持であるとしている。

```
消長 ─┬─ 消（厚から薄，多から少） ──────── 正気漸復・病退
      └─ 長（無から有・薄から厚・少から多） ── 邪気漸盛・病進
```

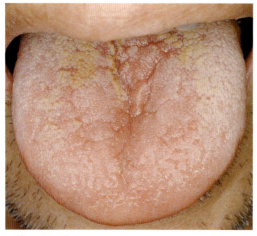

❶⓺ 真退真化
元来の黄厚膩苔が消退しかけており，白薄苔が発生しつつある（正気が回復し，邪が除かれつつある佳兆）

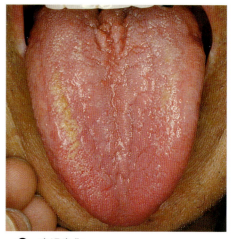

❶⓻ 真退真化
元来の黄苔がほとんど消退し，薄白苔の産生がみられる

7. 真仮（しんか）

舌苔の真仮は，有根か無根かで判断する。

舌苔が舌面にぴったりとはりつき，刮(こそ)いでも除去できないものが「有根苔」で，「真苔」である。逆に舌苔が舌面に浮いたようで，刮ぐことにより除去できるものが「無根苔」で，「仮苔」である。舌苔の真仮は，病変の軽重と予後を判断するうえで価値がある。

外感病の初期・中期には，真苔は邪気が盛んで深いことを意味し，仮苔は邪気が軽度で浅いことを示す。後期には，真苔は胃気が残存していることをあらわし，仮苔は胃気が衰敗していることを示す。

厚苔であり無根にみえても，舌苔の下に新苔が発生している場合は，疾病が回復に向かっていることを意味する。逆に，無根の厚苔の下に新苔の発生がみられないのは，元々胃気があったのに，のちに胃気が虚したことを示し，寒涼薬を過服して傷陽したり，温熱薬を過服して傷陰した場合によくみられる。写真❽, ❾

起床時に舌苔が満布(まんぷ)しており，飲食ののちに消退して薄白苔となるのは，無根苔ではなく正常な現象である。ただし，薄白苔にならず少苔や無苔になるのは，裏虚である。

```
真仮 ─┬─ 真 ── 有根 ── 邪盛あるいは有胃気
      └─ 仮 ── 無根 ── 邪軽あるいは無胃気
```

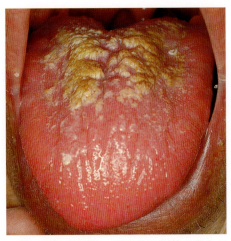

❽ 仮苔（腐苔），消退後に新苔の産生がみられない
胃気損傷

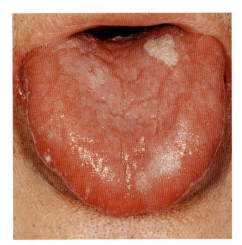

❾ 仮苔，舌質紅絳
気陰両傷兼痰湿

V. 舌質・舌苔の総合判断

　舌質と舌苔は，いずれも人体の病理的変化を反映するものであり，相互に内在的な関連性がある。

　基本的には，舌質では主として正気の盛衰を，舌苔では主に邪気の深浅と性質を判断し，古人が「舌本（舌質）を観，その陰陽虚実を験すべく，苔垢を審らかにし，すなわちその邪の寒熱深浅を知るなり」と述べている通りであるが，舌質にも邪気の性質が反映され，舌苔にも正気の存亡が反映されるので，舌質と舌苔を結びつけて分析することが必要である。すなわち，すでに述べた舌質・舌苔の基本的変化と主病を個別に把握するだけでなく，相互の関係にも注意を払い，認識を深めるべきである。

　一般的な状況では，舌質と舌苔は同じ傾向の変化を示す。たとえば，実熱では舌質が紅・舌苔は黄で乾燥を，虚寒では舌質は淡胖嫩・舌苔は白潤滑を，それぞれ呈するなどである。

　しかし，舌質と舌苔の変化が同じ傾向を示さず矛盾していることがあり，舌質か舌苔のいずれか一方が病変を代表し他方は部分的に病変を反映するにとどまる場合と，両者がそれぞれ別の病変を示している場合の，2つの状況がみられる。たとえば，外感熱病で紅絳舌・白乾苔を呈することがあり，紅絳舌は熱証を白苔は寒証か湿証をあらわすはずであるが，熱盛化燥が激しくて傷津と邪熱入営が急速に生じると，舌質は速やかに紅絳に変化するのに，舌苔は白色から黄色に変化する前に乾燥してしまうのである。それゆえ，白苔ではあるが乾燥していることが熱証を示すのである。もう1つの状況は，たとえば紅絳舌に白膩苔がみられる場合で，外感病であれば営分証に気分の湿盛をともなっていることを，内傷病であれば陰虚火旺に痰濁を挟雑していることをあらわしている。このように舌質と舌苔が矛盾している場合は，病変が複雑であるから，十分な注意力と分析が必要である。

　すでに舌質・舌苔の変化の記載において，相互の関連性にも言及している部分はあるが，認識をさらに高めるために，以下に数例をあげて説明を加える。

淡白舌・白滑苔

●陽虚寒湿

　淡白舌は気血不足であり，白滑苔は寒湿をあらわす。一般には，陽虚で陰血の化生が不足し，津液の蒸化もできず水湿が貯留して寒化した状況が多く，舌質が胖嫩で歯痕が明らかである。

淡白舌・薄白苔

●陽虚表証

　淡白舌は陽虚で，薄白苔は正常な苔であり，病邪が表にあり化熱入裏していないことを示す。陽虚，あるいはさらに表証をともなう場合にもみられる。

淡白舌・白乾苔

●陽虚不布津液

　陽虚で陰血の生化が不足したために淡白舌となり，さらに推動無力で津液の散布もできなくなって舌苔が乾燥する。

●外寒熱鬱

外寒のために舌面は淡色で舌苔は白を呈するが，寒邪により熱が内鬱し津液を消耗するので舌苔は乾燥する。

淡白舌・白膩苔

●陽虚痰湿

陽虚で水湿の運化が悪いために生湿成痰したことを示す。

淡白舌・黄滑苔

●陽虚寒湿・湿遏

淡白舌・白滑苔と同じ病態であり，湿邪が長期間停留しているため陽の温煦を受けて化熱し微黄に変じたことを示す。黄色は淡く，底部が白色で表面のみ黄色を呈することもある。

淡白舌・黒滑苔

●陽虚寒盛

淡白舌は陽虚を，黒滑苔は寒盛を示し，陽虚の程度がつよいために陰寒内盛になっていることをあらわす。津液の布散ができなくなると乾苔に変化する。

紅絳舌・薄白苔

●陰虚火旺

素体が陰虚で紅絳舌を呈し，薄白苔は正常な苔である。

●表邪未解・熱邪入営

薄白苔は表証を，紅絳舌は営分証をあらわす。この後，速やかに黄苔・乾燥が生じ，舌苔が消失して行くことが予想される。

紅（絳）舌・白滑苔

●営熱挟湿

外感熱病でみられ，紅絳舌は営分証を白滑苔は気分の湿盛をあらわす。

●虚陽上浮・水湿内停

陽虚湿盛で白滑苔を呈し，虚陽が上浮すると紅舌になる。舌質は嫩で，浮いたような鮮明な紅色すなわち「嫩紅」である。

舌尖紅・白苔

●心火旺

舌尖は心に相当し，雑病で舌尖紅がみられるのは心火旺を示す。薄白苔であれば他の病変はない。

●風熱表証

風熱の初期には邪が肺衛にあり，舌の尖辺のみが紅を呈し，正常の薄白苔がみられる。

●風熱挟湿・風湿化熱

舌苔が白厚・白膩であれば湿邪が存在することをあらわし，舌尖紅は風熱の侵襲か邪の化熱を意味する。

舌尖紅・黄苔

●胃熱心火

舌尖紅は心火を，黄苔は裏証を示し，多くは心胃の熱盛である。

紅（絳）舌・黄膩苔

●湿熱蘊結

黄膩苔は湿熱をあらわし，紅絳舌は熱証を示す。多くは湿邪による胖舌を呈する。

●腸胃実熱

外感熱病で邪が入裏し営分に影響を及ぼすので紅絳舌となり，津液が熱邪により濃縮されるために黄膩苔を生じる。

●陰虚積滞

陰虚で紅絳舌を呈し，飲食積滞・化熱のために黄膩苔が生じる。

紅（絳）舌・焦黄苔

●腸胃熱結

熱邪が裏に結し，営分にも影響を及ぼすので紅絳舌がみられ，裏実の黄厚苔が化火・化燥して焦黄になる。

紅絳舌・少苔・乾燥

●邪入営血
外感熱病で邪が営血に入り傷陰すると，紅絳舌・乾燥・少苔となる。

●陰虚内熱
内傷雑病で精血・陰津が不足して内熱が生じると，紅絳舌・少苔・乾燥がみられる。

紫舌・薄白苔

●気滞血瘀
紫舌は気滞血瘀を，薄白苔は邪が軽浅なことを示す。

紫舌・白膩苔

●寒湿入裏
寒湿の邪が陽気を鬱阻して紫舌を呈し，白膩苔は寒湿をあらわす。

舌象は病変が複雑であるほど分析が難しく，上記の舌象の分析もすべてを尽しているわけではない。基本的な舌象の変化を十分に把握し，脈象とも結びつけ，四診合参したうえで結論を出す必要がある。

VI. 舌診の注意点

　舌象と症候は同じ病変を反映するものであるから，一般には相応の変化を示して両者が符合するはずである。しかし，臨床的には様々な要因が作用するために，舌象と症候が符合しないことも少なくないので，この状況にあたっては詳細な分析を行って舌象に従って症候を捨てる「捨症従舌」か，症候に従って舌象を捨てる「捨舌従症」かを決定しなければならない。これについて以下に述べる。

〔1〕舌象と症候が符合しない原因

　一般に，舌質では臓腑・気血の虚実を，舌苔では病邪の深浅や胃気の存亡を，舌質・舌苔の潤燥で津液の充足度を，それぞれ判定するが，病変にかかわる種々の要素により様々な変化が生じ，単純には判断ができないこともある。舌象と症候が符合しない原因として，以下のような状況が考えられる。

(1) 素質の違い

　健常な人の舌象でも素質の違いによりある程度の差異が認められ，舌苔の多少・舌質の偏紅偏淡・歯痕の有無などが異なっている。病変が生じた場合には，このような素質の違いがさらに顕著になる。たとえば舌苔が多いものが湿・痰・飲の病変をおこすと苔は必ず増厚するが，少ないものではそれほど顕著には増厚しない。舌質が偏淡のものが虚すとより淡色を呈するが，偏紅のものではさほどではない。舌質が偏紅のものが熱邪を受けると顕著に紅色を呈するが，偏淡のものではそれほどではない。
　このような差が生じるために舌象と症候の不一致がみられることがある。

(2) 病変が心や血に及ばない

　心は血脈を主り，舌は心の外竅であるから，病変の影響が心や血分に及んだ場合には必ず舌象に変化があらわれるが，そうでない場合には必ずしも舌象が変化するとは限らない。
　たとえば熱邪の侵襲であっても，病変が局所的であったり，血分に直接的・間接的に波及しなかったり，心火亢盛をひきおこさないというような状況であれば，舌質が紅にならないことがある。逆に，火熱の症候が明らかではなくても，血熱や心火をともなっている場合には舌質は必ず紅色を呈する。また，外傷などにより局所の腫脹・青紫・疼痛といった瘀血の症候が明らかにみられても，心血瘀阻をともなわなければ舌に瘀象があらわれないことが多い。逆に，明らかな瘀血の症候がないのに舌象が紫暗を呈しているときは，すでに心血瘀阻がひきおこされており，病変が重度で予後も不良なことを示す。
　このように心や血分との関係で舌象と症候の不一致があらわれることがある。

(3) 病変が脾胃に及ばない

舌苔は胃気が蒸騰することで生じるので，病変が脾胃に影響しない状況では，舌苔に変化を来さないことが多い。

たとえば，咳嗽・多痰を呈しているのに舌苔が膩でないのは，病変が肺だけにあり脾胃にまで及んでいないことを示す。外感湿邪の初期には舌苔が膩でないことが多いのは，同じく脾胃にまで病変が波及していないからである。

このように脾胃との関係で，舌苔と症候が合わないことがある。

(4) 病変の段階

病変が進行する各段階では錯綜し複雑な要素が働くために，単純な病証を示さないことが少なくなく，そのために舌象と症候が符合しないこともある。とくに邪正闘争が膠着した状況では，舌象に顕著な変化があらわれないことが多い。

〔2〕弁証上の基本的な考え方

舌象と症候が符合しない場合には，四診合参により詳細に分析し弁証を確定する必要があり，おおまかには以下のように考えるのがよい。

(1) 明らかな症候が認められるのに，相応した舌象が認められないとき

病状が軽度で病位も浅く，邪が脾胃にも心や血分にも及んでいないために，舌質・舌苔が正常にみえる状況であり，「捨舌従症」して症候にもとづいた弁証を行う。

感冒の軽症や肝気鬱結が血分に及んでいないときなどに，このような状況がみられる。

(2) 舌象には明らかな変化があるのに，症候がはっきりしないとき

素質に関連した舌象がみられるだけの場合と，病邪が内伏していて症候として外面にあらわれていない場合がある。病邪内伏の状況では，発症後すぐに重度の病変が生じ，発症に先立って舌象の異常がみられることが多いので，早期に治療して発症を生じ，発症に先立って舌象の異常がみられることが多いので，早期に治療して発症を防止する必要がある。舌象を詳細に観察して弁証論治しなければならない。

(3) 舌象と症候が相反するとき

寒熱虚実が錯雑している場合と，舌象が本質を示し症候は仮象である場合がある。

病変の経過においては，舌象のほうが外面にあらわれる症候よりも病変の性質をより直接的に反映しているので，弁証上の意義が大きい。それゆえ，舌象と症候が合わない場合には，まず症候が仮象であるか否かを確かめる必要がある。寒熱虚実の錯雑であれば症候も舌象もそれぞれ真象を示しているが，そうでない場合は「捨症従舌」するのがよい。

たとえば，瘀血の症候がなくても，舌質が瘀暗であれば血瘀内阻と判断すべきである。また，痰が多く粘稠で黄色であっても，舌質が紅で乾燥し少苔であれば肺陰虚が主体であると弁証すべきである。

必ずしも上述の通りではないが，臨床的にはかなり参考になるはずである。

脈　診

　脈診は，数千年にわたる臨床経験の積み重ねと総括のなかで形成されてきた中医学独特の診断方法である。脈象の変化にもとづいて，人体臓腑の気血・陰陽の生理的・病理的な状況を判断するもので，中医学の診断法のうちでとくに重要な手段の一つである。

　脈診に習熟し的確な弁証論治につなげることは容易ではないが，決して軽視してはならない。場合によっては，妊娠時にあらわれる滑脈のように，自覚症状や舌象など他覚的所見に先がけて変化がみられることもあり，脈象がよりどころになって弁証が確立することも多い。

Ⅰ. 脈診の意義と方法

A 脈象の成り立ち

　脈象は五臓すべてとかかわっている。（**表1**）
　「心は血脈を主る」といわれ、心の鼓動によって血液は血管に送り込まれて脈拍を形成し、絶え間のない血流の循環が行われるが、これには他臓の協調が必要である。
　「脈は百脈を朝す」で、全身を循行した血脈はすべて肺に集まり、「肺は気を主る」で、肺気の宣散と粛降によって血液は全身にくまなく散布される。血流を循環運行させる推動力は胸中の陽気である「宗気」が主っており、心・肺の陽気が宗気を形成しているのである。
　脾は「気血生化の源」であり、胃の受納と脾の運化によって飲食物から水穀の精微を化生・運輸し、気血を生成する原料を提供し、宗気を補充して推動力を維持し、血液を補充して全身を濡養する。出生後は脾胃のこの働きが最も重要であるために、「後天の本」と呼ばれる。なお、脈象においても脾胃の状況が重視され、脈に「胃気（脾胃の気）」があるか否かで予後を判定することが多い。さらに、「脾は統血す」で、脾気の統摂機能によって血液は血管外に溢出せずに循行するのである。
　「肝は疏泄を主り、血を蔵す」といわれ、血流の分布や血流量の調節に関与する。「腎は精を蔵す」で、腎精は人体の陰液・陽気の根本であり、「先天の本」なのである。腎は、陽気の根本として全身の機能活動の原動力となっており、陰液の根本として血液生成の物質的基礎になっている。
　現代医学的に考察すると、脈拍の形象を構成する要素は、心臓の拍動（拍出量と拍出力）によって生じる圧力・血管の弾性と末梢抵抗・血液の粘稠度の3つが主要なものであり、すでに述べた五臓との関連は、大まかには**表2**のようになる。

■ 表1　脈象と五臓

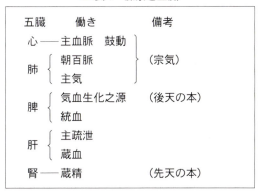

■ 表2　脈の要素と五臓

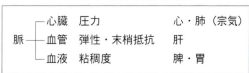

B 脈診の臨床的意義

脈象は臓腑・気血と密接な関係があるので，臓腑・気血に病変があれば脈象にも相応の変化があらわれる。概括すると，表3のような臨床的意義が認められる。

■表3　脈象の概括

脈	証	
虚脈（無力な脈）	虚証	邪正の盛衰
実脈（有力な脈）	実証	
遅脈（遅い脈）	寒証	疾病の性質
数脈（速い脈）	熱証	
浮脈（浮いた脈）	表証	病位の深浅
沈脈（沈んだ脈）	裏証	

（1）邪正の盛衰を判断する

疾病の経過は正気と邪気が消長する過程で，正気の「虚」と邪気の「実」が相互に影響しあいながら消長するが，虚実の病理的変化は脈の無力・有力として反映される。

脈が虚弱で無力なのは正気不足の「虚証」が主体であることを示し，脈が実で有力なのは邪気亢盛の「実証」が主体であることをあらわす。

脈象は虚実を弁別するうえで非常に重要であるところから，「虚実の要は，脈より逃るることなし」といわれるのである。

（2）病変の性質を反映する

病変の性質は，病理的な反応状態によって，寒証と熱証に大きく分かれ，主として脈の速さに反映される。

脈が遅いのは寒証が多く，脈が速いのは熱証が多い。

（3）病位の深浅を弁別する

病変は多種多様で非常に複雑であるが，病変部位についていえば，表の病変でないものは裏の病変であり，病位の浅深は主に脈象の浮沈として反映される。脈が浮であれば病位が表にある「表証」を示し，脈が沈であれば病位が裏にある「裏証」をあらわすことが多い。

（4）病変の進退と予後を判断する

脈象の変化によって，病変が進行・悪化するか，回復・治癒するかを判断することができる。

外感熱病においては，熱が次第に下降して脈象が緩和になるのは治癒に向かっていることを示すが，脈が甚しく数に変化するときには病変が悪化していることをあらわす。

内傷雑病においては，久病（慢性の病変）で脈が緩和になるのは胃気が次第に回復したことを示し治癒に向かうが，久病や出血・下痢などにかかわらず洪脈がみられるときは邪盛正衰の危候である。

『景岳全集』に「病の進退吉凶を察せんと欲すれば，ただまさに胃気をもって主となすべし。これを察するの法，もし今日なお和緩，明日さらに弦急するは，邪気のいよいよ進むを知る，邪いよいよ進めば，すなわち病いよいよ甚し。今日甚しく弦急し，明日やや和緩なるは，胃の漸に至ると知る，胃気至れば，すなわち病は漸に軽し。すなわちもし頃刻の間に，初め急し後に緩なるは，胃気の来るなり，初め緩に後に急なるは，胃気の去るなり。これ邪正の進退を察するの法なり」とあるのが，非常に参考になる。

C 脈診の部位

脈診の部位に関しては，古来から遍診法・三部診法・寸口診法の3種があり，現在では一般に寸口診法が用いられている。

(1) 遍診法

『素問』の三部九候法のことで，頭・手・足の三部において，それぞれ上・中・下の3カ所の脈を触診する。三部に3カ所ずつで九候をみるのである（表4）。

(2) 三部診法

張仲景が『傷寒論』『金匱要略』で提示している脈診法で，頸部の人迎脈・手部の寸口脈・足部の趺陽脈の三部で触診する。足の少陰脈（太渓穴）を加えることもある。なお，手の寸口脈をさらに寸口・関上・尺中に分けて診察する（表5）。

(3) 寸口診法

現在一般に使用されている脈診法であり，『内経』に始まって『難経』で詳述され，晋代・王叔和の『脈経』によって広められたものである。晋代以降は，危急時や両腕が無脈を呈するときに上記の脈診法を応用する以外，すべて寸口診法が用いられている。

寸口は「気口」「脈口」とも呼ばれ，左右前腕の橈骨茎状突起内側で触れる橈骨動脈の拍動部位である。『難経』一難に「寸口は，脈の大会，手太陰の動脈なり」とあるように，脈は五臓六腑に注いだのちにそれらの影響を受け，百脈を朝める肺に還流するので，臓腑の病変が手太陰肺の脈である寸口に反映されると考えているのである。

寸口の脈は，さらに「寸・関・尺」の三部に分けられる。図1に示すように，橈骨茎状突起

■表4 遍診法の脈診部位

頭部（上）	上―太陽穴（深側頭動脈）	頭角の気
	中―耳門穴（中側頭動脈）	耳目の気
	下―巨髎穴（眼角動脈）	口歯の気
手部（中）	上―寸口部（橈骨動脈）	肺
	中―神門穴（尺骨動脈）	心
	下―合谷穴（橈骨動脈・母指主動脈）	胸中の気
足部（下）	上 五里穴（大腿動脈）	肝
	太衝穴（背側中足動脈）	
	中 箕門穴（大腿動脈）	脾（胃）
	衝陽穴（足背動脈）	
	下―太渓穴（後脛骨動脈）	腎

■表5 三部診法の脈診部位

頸部	人迎脈（総頸動脈）	胃気
手部	寸口脈（橈骨動脈） 寸口／関上／尺中	十二経・五臓六腑
足部	趺陽脈（足背動脈）	胃気
	少陰脈（後脛骨動脈）	腎

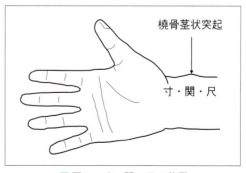

■図1 寸・関・尺の位置

の内側にあたる拍動部位が「関（関上）」であり，関の末梢側が「寸（寸口）」，関の中枢側が「尺（尺中）」である。両腕に寸・関・尺があるので，六部の脈象を診ることになり，「六部定位」といわれる。さらに，「三部九候」と呼ばれるように，寸・関・尺の三部において「浮・中・沈」を診て，「九候」を得るのが一般的である。

なお，「六部定位・三部九候」によって臓腑の病変を判断する場合に，諸家の学説で一致するところを示すと，**表6**のようになる。

■表6　寸口診法の部位と臓腑

左腕		右腕	両腕共通
心	（寸）	肺	身体上部
肝	（関）	脾胃	身体中部
腎（陰）	（尺）	腎（陽）	身体下部

D 脈診の方法と注意事項

脈診においては守るべきいくつかの事項があり，これを怠ると正確な脈象が得られないので，軽率に行わないように注意すべきである。

(1) 時刻

『素問』脈要精微論に「診法は平旦をもって常とす」とあるように，外界の影響が少なく人体が安静状態にある早朝（平旦）が，最も病脈の鑑別を行いやすい。

一般には，患者を早朝に診察できることは少ないので，平静な環境のもとで脈診すればよい。患者を一定時間休息させたのちに静かで落ちついた診察室で，和気あいあいとした雰囲気のもとに緊張をとかせ，ゆったりと脈をとるのがよい。

(2) 体位

患者を坐位か仰臥位にし，腕は伸ばして心臓の高さに置き，手掌を上に向け，腕関節の下側に柔らかい敷物（枕状のもの）をあてる。

体位が正しくないと脈象が変化するおそれがあるので，注意しなければならない。

(3) 指法

脈をとる場合には，写真❶-①，②のように，まず第三指を橈骨茎状突起内側の関部にあて，次いで第二指を関前の寸部に，第四指を関後の尺部にあてる。このとき，3本の指が弓形になるように立てて指先をそろえ，感覚が最も鋭敏な指尖に近い指腹で脈を触れるようにする。（写真❶-③，④）

指の間隔は患者の身長に応じて少し変える必要があり，背が低い人では間隔をつめ，背が高い人では少し広げる。

一般には，三指を水平に揃えたままで同じよ

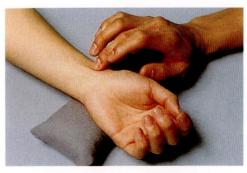

① まず関部に第三指をあてる

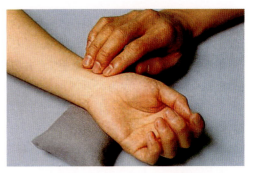

② 次いで第二指を寸部に，第四指を尺部に置く

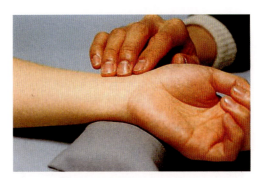

③ 指先は水平にそろえる

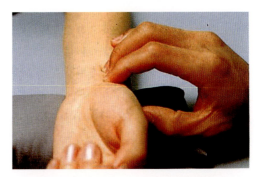

④ 指は弓形に曲げて，指尖に近い指腹で脈に触れる

❶「総按」の方法

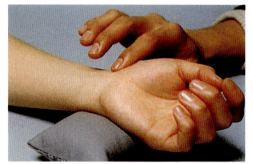
❷寸脈の「単按」

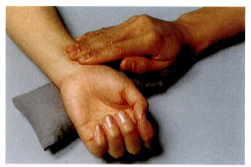
❸悪い例。指を水平にして指腹で脈をみる

うに力を加える「総按」の方法によって脈象を診る。

臓腑や部位などとの対応を考えて，重点的に寸・関・尺のいずれかの脈象を診ることを，「単按」という。寸脈を単按するときには第三指・第四指を少し離し（写真❷），関脈のときには第二指・第四指を，尺脈のときには第二指・第三指を少し離して，1本の指だけで脈を按じる。

小児の場合には，拇指だけで脈診する「一指定関法」を用い，寸関尺を分けない。

なお，一般には医師は患者と斜めに向かい合い，左手で患者の右脈を，右手で左脈を，それぞれ脈診する。いずれか一方の利き手で，片方ずつ脈を診てもよい。

注 悪い例

指を水平にして指腹で脈をとる方法（写真❸）は，感覚が鈍い部分が脈拍にあたるほか，次に述べる浮・中・沈の脈をとりにくいという欠点があり，よくないので改めるべきである。

（4）挙・按・尋

脈にあてた指を上下させたり，力を変えたり，少々移動させることにより，脈象を探る方法である。

「挙」は，軽取・浮取ともいい，指を軽くあてて脈象を診ることである。

「按」は，重取・沈取ともいい，指を下に沈め力を入れて脈象を診ることである。

「尋」は，挙でも按でもない中間で脈を診る「中取」のこと，あるいは力を入れたり抜いたりして脈の変化を診ること，あるいは脈に対し左右に指先を動かして脈の大小を診ることなどをさす。

以上は，一般に行うべき方法である。

（5）平息

一呼一吸を「一息」といい，医師が呼吸をととのえて一息あたりの患者の脈の至数を計算するほか，冷静に脈診するようにとの戒めが，平息である。

現在では時計を用いて脈の至数を計算するほうが正確であるが，馴れると一息あたりの至数でかなり正確な計算が可能である。

（6）五十動

1回の脈診には最低でも50拍の脈を診るべきことを「五十動」といい，結代などの有無を知るほか，正確な脈象を把握するための時間の指示である。必要なら，さらに2回3回と五十動を診る。一般には，脈診の時間は3～5分が適切であるとされている。

短時間で軽率な結論を出すことはさし控えるべきであることがわかる。

E 脈波図と圧脈波による脈象のイメージ化

脈診は，各個人の指先の感覚が判断の根拠となるため，明確なイメージを持ち，熟練者から適切な指導を受け，反復して習得しなければ，習熟することが困難である。

本書では，脈波図を用いて脈象のイメージを図解することで脈象の理解を深められると考え患者から直接記録した脈波・心電図を提示している。

指先で感知する脈象と脈波計での脈波のイメージとを比較対照することで，脈診の習得が容易になることを期待している。

脈波図の根拠となっているのは，北京医療計器のBYS-14型四導脈象心電計での記録波形をもとに模式化したものである。

実際の脈波は，フクダ電子製圧脈波計PL-1およびFX-301を用い，紙送り速度25mm/秒，上段に脈波を下段に心電図を同時記録した。

参考までに正常脈波と名称を図2に示す。

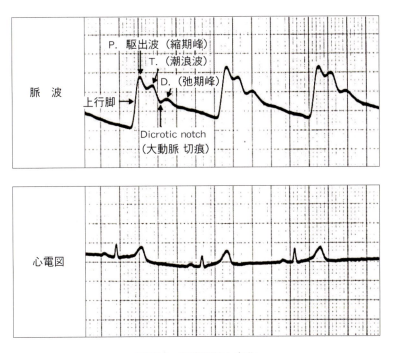

■図2　正常脈波と名称

II. 平脈

　平脈とは,「平人」すなわち正常な健康人の脈象であり,形態を概括すると表7のようになる。

■表7　平脈の形態

三部有脈,　不遅不数,　不浮不沈, 不大不小,　従容和緩,　柔和有力, 節律一致,　尺脈有根

　すなわち,両腕の寸関尺の三部ですべて脈が触れ,一息に四至以上五至未満(65〜80回/分,70回/分前後が多い)の拍動数であり,浮取や沈取よりも中取で最も脈象が明瞭に触知でき,太くも細くもなく,ゆったりとして緩和であり,柔和ななかに力があり,リズムが一定して乱れず,尺脈は沈取しても十分に有力であるのが,正常な脈象である(図3)。

　なお,図4に示すように,「高骨」と名づけられている関部では橈骨が隆起しているので,血管は関部を頂上として山なりに走行しており,一般には関脈が寸脈・尺脈よりやや浮いた感じで触れる。

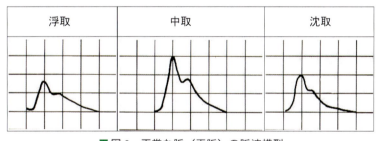
■図3　正常な脈(平脈)の脈波模型

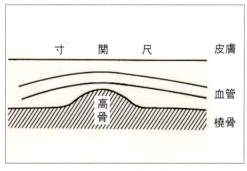
■図4　寸口部の動脈

以上に述べた平脈は，胃・神・根という3つの特徴として把握される。また，一定不変の脈象ではなく，生理的な変動を示す。以下にこの点について述べる。

1）胃・神・根

胃・神・根は正常な脈の特徴であり，病変をあらわす病脈においても，この特徴が具わっているときは予後がよく，回復に向かうことを示す。

（1）胃

「胃気あらばすなわち生き，胃気なくばすなわち死す」と説かれるように，脈においても「胃気」が最も重視される。

胃気は，単に胃腑の気ではなくて「脾胃の気」「中焦の気」であり，後天の本で営衛気血の源である脾胃の状態を反映するので，生命にかかわるものとして重視されるのである。

胃気の脈象については多くの説があるが，一般的には前述した平脈のうちで「不浮不沈，不快不慢（一息四至），従容和緩，節律一致」をさしていると考えてよい。『霊枢』終始篇に「邪気の来たるや緊にして疾，穀気の来たるや徐にして和」とあるように，特に「従容和緩」すなわち「ゆったりとして緩和」な脈象が胃気を代表する表現である。

病変時にあらわれるさまざまな脈において，ゆったりとした感じがみられるときは胃気があり，予後がよい。胃気の盛衰や有無は，病変の進退・吉凶を判断するうえで大切である。

（2）神

心は「血脈を主り，神を蔵す」であり，脈は血の腑であるから，気血が充足して心神が健全であれば，脈にも当然「神」があらわれる。

脈における「神」とは，脈が「柔和有力」なことで，心気が正常であることを示す。

病脈においても，たとえ微弱な脈ではあっても完全に無力でなければ有神であり，弦実の脈であってもやや柔和な感じがあれば有神であり，よい兆候である。

（3）根

腎は先天の本で，臓腑活動の原動力であり諸臓の根本であるから，腎気が充足していると脈象にも「根」として反映される。

有根の脈象とは，「沈はもって腎を候い，尺はもって腎を候う」で，尺脈が沈取しても十分に有力なことである。

病脈においても，沈取して尺脈が触れ根があるときは，腎気がなお存在し先天の本が絶えていないことを示し，生存の機会がある。『脈訣』に「寸口無きといえども，尺なお絶えざれば，かくのごとくこれ流るるに，何ぞ殞滅を憂わん」と述べているとおりである。

まとめると表8のようになる。

■表8　平脈の特徴

胃	従容和緩
神	柔和有力
根	尺脈沈取有力

なお，胃と神はいずれも「ゆったり」した感じがあり，明確には区別しがたいところもある。胃気があれば神もあり，両者はほぼ一致するものと考えられるが，神は胃を包括したさらに広い概念である。

2) 生理的な変動

平脈は体内や外界の要素が変化するのに応じてさまざまに変動する。

(1) 季節・気候

季節と気候の影響は「春弦，夏洪，秋浮，冬沈」として概括されている。

春は陽気が昇発する時期であるが，寒気が残っているために気機の昇発がやや制約され，脈がやや弦を呈する。夏は陽気が隆盛であるから，脈の勢いも強く，やや洪となる。秋は陽気が収斂し始め，脈も洪ほどの勢いがなくなるので，やや浮を呈する。冬は陽気が潜蔵し，脈も収斂するので，沈となる。

(2) 地理的環境

南方は気候が暖かく湿度も高いので，肌腠（きそう）もゆるみ，脈は細軟あるいはやや数の傾向がある。北方は気候が寒く乾燥しているため，肌腠もしまり，脈は沈実の傾向を示す。

(3) 性別

女性は男性よりも脈が弱くてやや速い傾向がある。妊娠時には滑数を呈する。

「男左女右」で，男性は陽の左脈が，女性は陰の右脈が，それぞれ強いといわれる。時にはこれが意味をもつことがある。

(4) 年齢

年齢が若いほど脈拍は速く，乳幼児では120〜140回/分，5〜6歳では90〜110回/分で，年齢とともに次第に緩和になる。

体力が壮実な青壮年では脈が有力で，気血・精力・胃気が次第に衰える老人では脈が硬くなるか無力になる。

(5) 体格

背が高い人では脈が長く，背が低い人では短い。痩せた人は皮下組織も薄いので浮脈を，肥満した人は皮下脂肪が多いので沈脈を呈することが多い。

(6) 精神情緒

精神的な刺激や情緒変動によって脈も変化するが，平静になると正常にもどる。

喜ぶと緩に，怒ると数に，驚くと動に，抑うつすると弦に，といった変化である。

(7) 労逸

激しい運動や長距離の歩行などでは脈は数に，入眠ののちは遅緩になる。頭脳労働者は肉体労働者よりも脈は弱い。スポーツマンでは脈は遅いことが多い。

(8) 飲食

食後や飲酒後には脈は数で有力となり，空腹時は緩で無力を呈する。

(9) 特殊な脈

病脈にみえるが平脈に属するものとして，六陽脈と六陰脈がある。

「六陽脈」は，両側の寸・関・尺のすべてが常に同じように洪大を呈するものである。

「六陰脈」は，両側の寸・関・尺のすべてが常にすべて沈細を呈するものである。

病脈ではないので注意が必要である。

(10) 脈の畸型

脈が寸口部を通らずに背側を走行する先天的な畸型で，これだけで病脈とはいえない。斜飛脈と反関脈がある。

「斜飛脈」は，尺部から背側にまわり，寸部では触れない脈である。

「反関脈」は，寸口の脈のちょうど背面にあたる部分を走行する脈である。

一側のことも両側のこともあり，基本的には寸口の脈と同じ変化を示すので，脈診して参考にすべきである。

III. 病脈

A 病脈とは

　病変時にみられる脈象の変化を「病脈」といい，正常範囲の生理的変動や特殊な平脈を除くすべての脈象でもある。

　脈学の発展経過においては，個人の経験の違いから脈象の命名もさまざまで，一致しないことが多かった。西晋・王叔和が中国最古の脈学の専門書『脈経』を著して24の脈象を提示したのち，明代・張景岳は『景岳全書』で16種を，明代・李時珍は『瀕湖脈学』で27種の脈象を示し，清代・李士材が『診家正眼』で疾脈を加えて28種とした。現在でも，この28種の脈象（二十八脈）を用いることが多く，一般的な教科書の記載はこれにもとづいている。

　病脈は表9に示す4つの要素の異常である。

■表9　病脈の要素

位：脈位
数：脈の至数
形：脈の形態
勢：脈力

　脈位は浮・沈を，至数（脈拍数）は遅・数を，脈力は虚・実をそれぞれ意味する。病脈は一般にこれらの要素が複合しており，浮数・沈遅・虚数などとしてあらわされる。脈の形態には，弦・滑・渋・細・洪などさまざまなものがある。

　28種の病脈の分類はいくつもあるが，一例として浮沈・遅数・虚実に大別すると，表10のようになる。

■表10　二十八脈の分類例

浮脈類：浮・洪・濡・散・芤・革
沈脈類：沈・伏・牢・弱
遅脈類：遅・緩・渋・結
数脈類：数・促・疾・動
虚脈類：虚・微・細・代・短
実脈類：実・滑・緊・長・弦

　本書では，病脈の性質を把握しやすいように，より細分化したカテゴリー別に説明する。

B 脈位の異常

「不浮不沈」の中取で最も明らかに触れる平脈に対し、軽取（浮取）あるいは重按（沈取）したときに最も顕著な脈象が得られる場合を、それぞれ浮脈・沈脈という。脈波模型で概念的に示したものが図5である。

原則的には、浮は陽脈で沈は陰脈であるから、「陽実（陽邪熾盛）」と「陰虚（陰液不足）」では浮脈が、「陰盛（陰邪内盛）」と「陽虚（陽気不足）」では沈脈が、それぞれ出現しやすい。

1. 浮脈（ふみゃく）

脈象：軽取即得，重按稍減而不空
主病：表証・虚証

指を軽く置いただけではっきりと脈を触れ、力を入れるにつれて脈が弱くなるが、中空ではない。

浮脈は以下の2つの病態をあらわす。

（1）表証

病邪が肌表にあり、人体の気血がこれに抵抗し外に向かうために浮脈となる。浮脈は寸部あるいは寸関部にあらわれる。

血管壁の緊張や心収縮力の増大などさまざまな要素により血流速度が増し、図6のように血管の寸部・関部を表面に向かって押し上げるため、血管の走行が尺部から関部に向けて上り勾配になっているからであると考察されている。

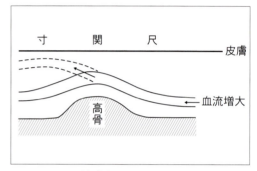

■図6 外感表証の浮脈のメカニズム

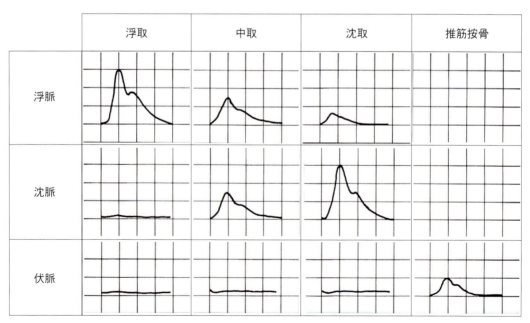

■図5 浮脈・沈脈・伏脈の脈波模型

(2) 虚証（陰液不足）

慢性疾患など体力の低下を起こした虚証でも浮脈がみられることが多く，陰液の不足が主体であることを示す。

人体の陰液と陽気は相互依存・相互制約によって平衡状態を保っているが，陰血が不足すると陽気を収斂し潜蔵することができなくなる「陰虚不斂」の状態が生じ，脈気が上浮して浮脈を呈するのである。

この状況では，陰液が不足し脈管の充盈度が低下しているので細脈をあらわすことが多いが，「陰虚不斂」で脈管を収斂できなくなると，脈が弛緩して大脈を呈することもある。

注 表証と虚証の浮脈の違い

表証では，気血が表に向かい邪気に抵抗するので，皮膚を押しあげるように脈拍が表に溢れ，ごく軽く触れるだけで明らかに拍動が触知でき，浮・中・沈ともに無力ではなく，脈象はとくに寸・関部で顕著である。

虚証では，陰血不足で脈気が上浮しているにすぎないので，浮細や浮大を呈し有力ではなく，中取・沈取では無力である。また，表証では寸・関部でよく触れるのに対し，寸・関・尺ともに浮に偏し，とくに関脈でよく触れる。

両者の違いを脈波模型で示す（図7）。

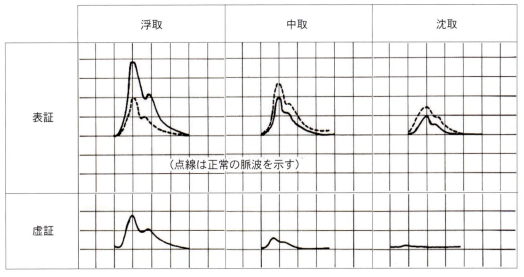

■図7　表証と虚証の浮脈の違い

2. 沈脈（ちんみゃく）

脈象：軽取不応，重按始得
主病：裏証

軽取・中取ではあまりはっきり触れず，重按すると明瞭に触れる脈である。

脈波模型で概念的に示すと，前出の**図5**のごとくである。

沈脈は一般に関部において明らかであり，裏証を示すが，大きく分けて以下の2つがある。

(1) 裏実

病邪が裏にあって気血が内に向かったり，邪が気血を鬱阻するために，沈脈を呈し，正気が邪に抵抗するので有力である。

重按してよく触れ，さらに力を加えても指に応じ（指尖で消えても指側で拍動を感じる），脈が消えても少し指を持ち上げただけで強く拍動を触れるのが，「有力」である。

裏実にはさまざまな病態が含まれるので，四診合算したうえで弁証する必要がある。

(2) 裏虚（陽気不足）

臓腑が虚し陽気が不足したために，脈を昇挙する力がなくなって沈脈を呈し，拍動も無力である。

重按した場合に最もよく触れるが，少し力を加えただけで消えてしまい，力を少しゆるめても回復しない脈を，「無力」という。

気虚・陽虚が主体である。

注 裏実と裏虚の沈脈の違い

裏実では，中取・沈取ともによく触れ，沈取でとくに明らかなことが多く，脈に力がある。

裏虚では，浮・中ではほとんど触れないことが多く，沈取で触れるが無力である。

脈波模型で示すと**図8**のようになる。

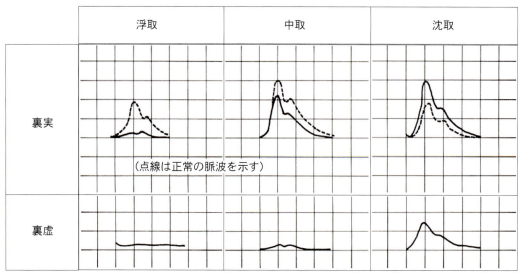

■図8 裏実と裏虚の沈脈の違い

3．伏脈（ふくみゃく）

脈象：重手推筋按骨始得，甚則伏而不見
主病：邪閉・痛極・厥証

沈脈の部位よりさらに深く，骨につくほど按圧してはじめて触れる脈で，脈が細いために指先を左右に動かし詳細に探る必要があるが，探りあてるとかなり有力である。

なお，脈が無力で触れにくい場合もみられ，甚だしい場合にはまったく脈が触れないこともある。太渓・趺陽の両脈も触れない場合には危急状態である。

（1）邪閉・痛極

邪が沈伏したために脈気が閉塞阻格されて宜通できず，伏脈を呈する。

熱邪による熱閉，寒邪による寒閉，驚恐や暴怒による気機不暢の気閉などがあり，いずれも突然の意識障害・牙関緊急・手を握りしめるなどの閉証を呈する。

激しい疼痛でも気機が閉鬱して伏脈を生じる。

（2）厥証

強い嘔吐・下痢などの後や脳卒中発作の際に，陽気が暴脱しかけた場合には，脈気を昇挙できないために伏脈を呈し，脈力は非常に弱くなる。ショックの前兆である。

このほか，寒邪が裏に直中し脈気を強く収引したときにも伏脈がみられ，緊張した脈として触れる。

C 至数の異常

一息（一呼一吸）あたりの脈拍数が「至数」で，正常では一息に四至以上で五至未満である（65〜80回/分程度で，70回/分前後のことが多い）。四至以下あるいは五至以上が病脈である。

1. 遅脈（ちみゃく）

脈象：脈来遅緩，一息不足四至（60回/分以下）
主病：寒証

脈拍数が1分間60回に満たないものである。沈脈を呈することが多い。

大多数が寒証であるが，「熱極まれば寒に似る」で熱証のこともあり，注意が必要である。

なお，スポーツマンなどでは脈が遅で有力なことがあり，とくに症状がみられなければ病脈ではない。

（1）寒積（実寒）

寒邪が裏に侵入して臓腑に結したもので，寒凝気滞のために脈が遅くなる。陽気が鬱するので脈は有力であり，裏証であるから沈を呈する。

（2）陽虚（虚寒）

陽気が虚して脈気も不足するので，遅脈を呈するとともに無力である。一般には昇挙無力のために沈脈であるが，虚陽浮越を来したときには浮脈になることもある。

（3）陽明腑実（実熱）

熱邪が燥屎とともに陽明の腑に結し，気血の流行を阻滞するために遅脈が生じる。正気が邪に抵抗するので脈は必ず有力である。

潮熱・腹満・腹痛・便秘・舌苔が黄厚・舌質が紅などの熱証がみられるので，脈は「仮寒」であることがわかり，寒証と鑑別できる。大承気湯などで熱結を攻逐すべき状況である。

2. 緩脈（かんみゃく）

脈象：一息四至（65回/分），来去怠緩
主病：湿病・脾胃虚弱

脈拍数が1分間65回ぐらいで，遅には至らないものである。

（1）湿病

湿邪は粘滞の性質をもち気機を阻滞するので，脈がやや遅くなる。

（2）脾胃虚弱

脾胃の運化が弱く気血が不足するので，脈気が不十分となり，やや遅くて無力を呈する。

（3）平脈

不浮不沈でとくに症状がないのは平脈である。疾病の経過において緩脈がみられるのは正気の回復を示す。

3. 数脈（さくみゃく）

脈象：一息脈来五至以上（90回/分以上）
主病：熱証

脈拍数が1分間に90回以上のもので，大多数は熱証であるが，「仮熱」のこともあるので，注意が必要である。なお，85〜90回/分を「やや数」という。

（1）実熱

熱邪が亢盛で気血の運行が加速されるために脈が速くなり，有力である。

気分熱盛では洪大となり，肝火では弦脈を呈する。

(2) 虚熱

陰虚で虚熱が内生するために脈が速くなり，陰液が不足しているので細で無力を呈する。陽気を収斂できないところから，浮脈を示すことが多い。

(3) 虚陽浮越

陽虚で陰寒内盛となり，陰寒により陽気が外に格されて虚陽が浮越すると，数脈を呈する。この状況は，陽気が外面に浮いているだけで根がないため，脈は浮大で無力であり，少し力を入れると触れなくなる。

脈は数であるが，元気がない・寒がる・冷えるなどの虚寒の症候がみられ，陽虚の虚寒が本態で，脈は「仮熱」であることがわかる。

4．疾脈（しつみゃく）

脈象：脈来急疾，一息七八至（110回／分以上）
主病：陽極陰竭・元気将脱

数脈よりさらに脈拍数が多く，1分間110回以上のものである。

真陰が枯竭し陽気が制約されなくなって浮越したり，陽気が亡脱しかかっているために，脈気が制約されずに疾になったもので，危急状態である。

熱病の極期などで疾脈が生じ，脈が浮で少し力を入れると明らかに触れるのは，陰液が枯竭しかけていることを示し，生脈散などで生津救逆しなければならない。一方，疾脈であるが脈が沈で触れにくく無力なのは，陽気が亡脱しかけていることを示し，四逆湯などで回陽救急する必要がある。

内傷病における疾脈は，危急状態をあらわすことが多い。

D 脈力の異常

脈力とは，脈に触れた指先に感じる拍動の強さである。少し力を加えただけで拍動が触れなくなるものを「無力」，かなりの力に抵抗して強く拍動が触れるものを「有力」という。

1. 虚脈（きょみゃく）

脈象：三部脈挙之無力，按之空虚
主病：虚証

寸・関・尺の三部で浮取・中取・沈取ともに無力な脈である。一般には，無力な脈を虚脈と称する。

脈波模型で概念的に示すと，図9のようになる。

陽気の虚では血流の推進力が不足し，陰液の虚では血脈の充盈度が不足し，いずれも脈が無力になる。

心拍出量が減少し，血管の弾力性も低下したために発生すると考えられる。

基本的には，気虚は脈が無力，血虚は細を呈し，気血の不足では細で無力のことが多いが，いずれにしても脈力は弱い。また，陰虚では数に偏し，陽虚では遅に偏する。

実際にみられた陽虚の虚脈を図10に示した。

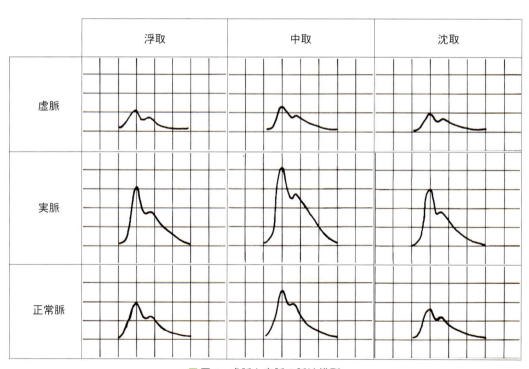

■図9 虚脈と実脈の脈波模型

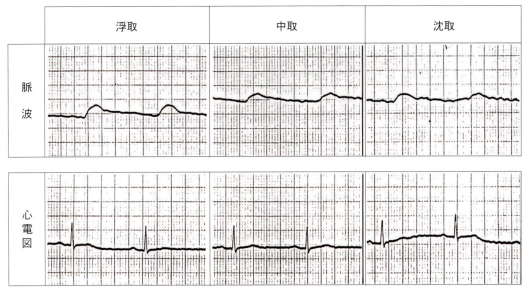

■ 図10　陽虚の虚脈
浮・中・沈ともに無力で，遅脈（57回/分）がみられる。
波高が小さく，上行脚も下行脚も緩慢である。

2．実脈（じつみゃく）

脈象：三部脈挙按均有力
主病：実証

寸・関・尺の三部が浮取・中取・沈取ともに有力な脈である。

概念的に示すと，前出の図9のようになる。

病邪が亢盛で正気も衰えておらず，邪正が抗争して気血の流れをおしとどめ，脈道が充満するために，脈が有力になる。

心拍出力や心拍出量の増大があり，血管の弾力性も良好であることなどが関与すると考えられる。

注　虚脈と実脈の違い

近年は実脈・虚脈を有力・無力の脈の総称とし，教科書にもそのように記載されているが，元来は別の意味をもつもので，注意が必要である。

虚脈は「浮大で無力」であり，衛気不固の自汗・心虚血少・陰虚など陰津・陰血の不足によって生じる脈である。

実脈は「浮中沈とも有力で，沈取でもっとも有力」であり，陽熱邪盛・鬱積不散であらわれる脈である。

E 脈の太さの異常

脈の太さには絶対的な基準はなく，通常の脈が標準になる。通常の脈が「不大不小」であり，触れた指先から溢れるように太い脈を「大脈」，かなり細く感じる脈を「小脈」「細脈」という。

二十八脈中には小脈・大脈という呼称はなく，「細脈」が小脈にあたり，「洪脈」が大脈を含むので「洪大」とも呼ばれる。厳密には，洪脈と大脈には違いがあるので，大脈についても付記する。

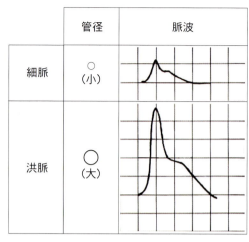

■図11　細脈・洪脈の脈波模型

1. 細脈（さいみゃく）

脈象：脈細如線，但応指明顕
主病：気血両虚・諸虚労損・湿病

通常の脈よりもかなり細く，糸のように感じる脈で，はっきりと触れる。「小脈」ともいい，「細小」と表現されることも多い。

（1）気血両虚・諸虚労損

営血が不足して脈道を充盈することができないために，細い脈となる。

気血両虚の場合に最もよくみられる脈である。基本的には，血虚では細脈を，気虚では拍動無力を呈するので，気血両虚の脈は「細にして無力」である。

陰虚でも細脈がみられるが，細数で無力であり浮脈に偏することが多い。

温熱病で脈が細数に変化して意識障害を来すのは，熱邪が営血や心包に入ったことを示す。

（2）湿病

湿邪が脈道を圧阻するために，脈が細くなる。

2. 洪脈（こうみゃく）

脈象：指下極大，如波涛洶涌，来盛去衰
主病：気分熱盛・邪盛正衰

波が岸壁に打ち寄せるように勢いよく急激に拍動を触れたのちすぐに消退し（来盛去衰），さらに脈は太く浮取ではっきり触れる。「洪大」と表現されることが多く，大脈であって「来盛去衰」を呈するのが特徴である。

脈波模型で概念的に示すと，図11のように鋭く大きな立ち上がりののちに減衰し，脈圧が非常に大きい。

脈波上の洪脈の特徴は以下のようである。

- 波高が大きい。
- 急峻な上行脚。
- 著明な減衰を示す下行脚。
- 大動脈切痕が低いか不明瞭。

なお，実際にみられた洪脈の2例を図12に示した。

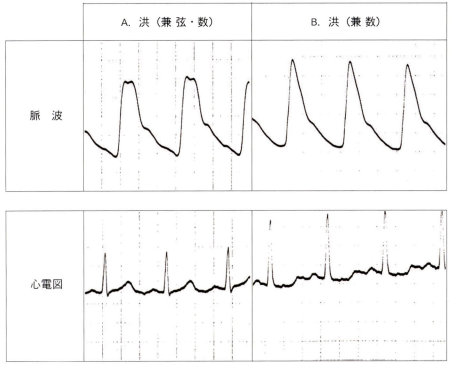

■図12 洪脈（大動脈弁閉鎖不全症でみられた）の2例
大きな波高・上行脚が急峻・下行脚の著明な減衰がみられる。

(1) 気分熱盛

　熱邪が亢盛で内熱が充満し，脈動を拡張し気血を涌盛にするために，洪大な脈となる。邪が気分にあるので浮脈を呈し，邪実であるから浮・中・沈ともに有力である。

　全身性の炎症が極期に達して高熱や発汗がみられる時期に相当し，心拍出量が増大して強く速い血流を起こしていると同時に，熱を放散するために末梢血管が拡張して抵抗がやや減弱しており（血管緊張度はなお保持されている），このために心収縮期には血管が強く拡張されるとともに急激な内圧の上昇を示し，そののちかなり急速な圧の減衰が起こる。血流の増大により「浮脈」と同じ機序が生じ，血管も太くなっていて表面から触れやすいので，浮取で明らかに触知できる。血管内には血液が充満するので有力である。以上が発生機序と考えられている。

(2) 邪盛正衰

　熱盛傷陰の状況では，陽熱が外浮し陰液が内虚するために，洪大の脈となる。陰虚をともなうので，浮取では有力であるが中取・沈取では無力である。陰虚陽亢の場合にも同様の脈象がみられる。

　大動脈弁閉鎖不全症など脈圧の差が著しい場合の洪脈は，多くはこの範疇に入る。

　なお，浮取で洪大を呈するのに，少し力を入れるとまったく無力なのは，陰陽離決を意味する。久病・虚労・失血・久泄などであらわれたときは，注意しなければならない。

　この状況での洪脈は，血管の緊張度低下によって生じるのではないかと考えられるが，機序は明らかではない。

3. 大脈（だいみゃく）

脈象：脈体濶大
主病：邪盛病進・虚証

脈が太いのみで，洪脈のように「来盛去衰」を呈さない。

意義は洪脈とほぼ同じで，有力なものは熱盛の実証で病変が進行していることを，無力なものは「陰虚不斂」の虚証を示す。

末梢抵抗がやや減弱して血管が拡張している状態であると考えられる。

F｜血管緊張度の異常

血管壁の緊張度は上昇することも下降することもあるが，緊張度が上昇した脈について述べる。主なものは弦脈と緊脈である。血管壁の緊張であるから，浮取で明瞭に触知できることが多い。

1. 弦脈（げんみゃく）

脈象：端直而長，如按琴弦
主病：肝胆病・諸痛・痰飲・瘧疾

ぴんと張った弦に触れたように，まっすぐで長くはっきりと触知できる脈である。

血管壁の緊張が高まって弾力性が減少し，拍出された血液の拍動の影響があらわれにくくなり，張りつめたような血管として触れる。図13の脈波模型で概念的に示すように，急激に立ち上がってすぐに下降せず高圧の状態が一定時間持続することである。

実際の脈波で得られた弦脈の特徴は以下のようである。

- 駆出波の内角が広い。
- 駆出波の頂上の形は，斜切状・平坦・切跡状・弓背状などを呈する。
- 大動脈切痕が高いことが多い。

なお，実際にみられたさまざまな形状の弦脈を図14に示している。

(1) 肝胆病

肝胆は疏泄を主り気機を円滑に運行しているが，肝胆の病変で疏泄が失調すると，気機が不利となり脈気が緊張して弦脈となる。

肝鬱では弦で有力，肝火・胆火では弦数で有力である。

脾虚に乗じて肝気が横逆する肝脾不和でも弦脈がみられ，弦細を呈することが多い。

(2) 諸痛・痰飲・瘧疾

疼痛・痰飲は気機を阻滞し，瘧疾の寒熱発作は気機を失調させ，いずれも脈気を緊張させて弦脈を生じる。

(3) その他

動脈硬化の老人などにみられる弦で硬い脈は，胃気が低下していることを示す。

春季に弦で柔和な脈を呈するのは，正常な現象である。

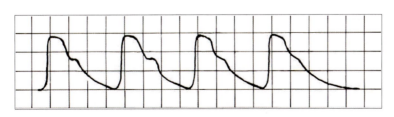

■図13　弦脈の脈波模型

86 ■III. 病 脈

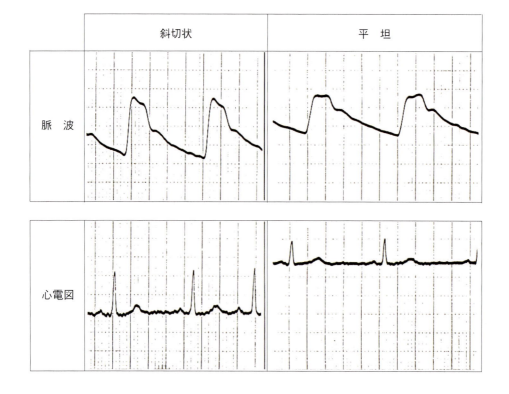
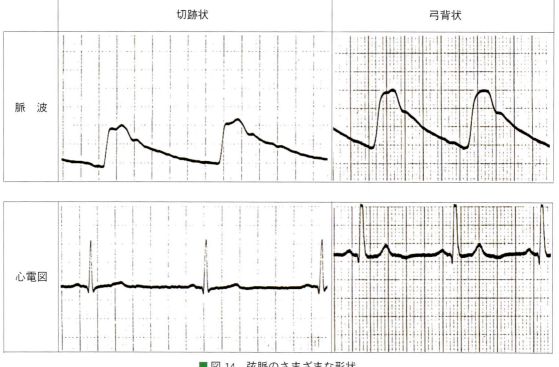

■図14 弦脈のさまざまな形状

2. 緊脈（きんみゃく）

脈象：脈来繃急，状如牽縄転索
主病：実寒・激痛・宿食

ぴんと張ったように力強く触れ，しかも縄を緊張させたときのように脈が左右に弾動する。弦脈以上に緊張が強く，弦脈のようにまっすぐで長くはない。

血管壁が極度に緊張して弾力性がほとんどなくなり，血液の拍動の影響が外面にあらわれにくくなると同時に，血流が強くなって血管を振動させることになり，緊脈が発生すると考えられる。

脈波模型では弦脈とほぼ同じ波型を示すが，高圧相の持続はより長いとみなすことができる。

緊脈の発生は寒邪の侵襲と関連があり，主として寒冷の影響によって血管壁が強く緊張するのが原因であると考察できる。

（1）実寒

寒邪が侵襲して陽気を阻滞し，邪気と正気が交争するので，脈道は緊張して拘急し緊脈となる。寒邪が表を犯した表寒では脈は浮緊を呈し，寒邪が裏に入った裏寒では沈緊を呈する。

「寒は収引を主る」で，寒冷の作用を受けて血管壁が過度に緊張するとともに，心拍は緩徐になって1回拍出量が増大し，心拍出力も高まるために，緊脈になると考えられる。

（2）激痛・宿食

寒凝にともなって激痛が生じ，寒邪の積滞で幽門の通過が障害されて宿食が発生するので，原因は寒邪である。実寒で示したのと同じ機序で生じる緊脈である。

注 弦脈と緊脈の違い

弦脈と緊脈は，いずれも血管の緊張度上昇によって生じ，臨床上の区別は難しい。教科書的には「緊脈は左右に弾動する」と書かれており，実際にもそのような脈象がみられることがあるが，明瞭でないことも多い。それゆえ，さまざまな文献上で弦と緊が混同されている。

上海・中山医院の姜春華老中医が，「私の経験によると，寒邪によって生じる緊脈が緊脈であり，雑病でみられる緊脈は弦脈とすべきである。同様に，雑病で生じる弦脈が弦脈であり，外感病でみられる弦脈は緊脈とすべきである」と述べているように，寒邪に関連して生じる緊張度の強い脈が「緊脈」であり，内傷病で神経系の緊張に関連して発生する緊張度の強い脈が「弦脈」であると考えておくのがよい。

G 脈の長さの異常

脈拍は通常「寸・関・尺」の部位で明らかに触れるが，寸〜尺を超えたり，寸〜尺に満たない場合が，長さの異常である。

1. 長脈（ちょうみゃく）

脈象：首尾端直，超過本位
主病：肝陽有余・陽盛内熱

脈がまっすぐで長く，寸部〜尺部を超えて触れる。

(1) 正常脈

脈が長くゆったりと拍動し，適度の太さを示すのは，中気が充足して気血に不足がなく，血脈の流行がのびやかなことをあらわす。『内経』に「長はすなわち治まる」と指摘されているように，健常な脈象である。

(2) 肝陽有余・陽盛内熱

肝陽が有余し陽熱が内盛となって脈気が伸長し，長脈となる。

肝陽有余・陽盛内熱では，脈は長で弦硬を呈する（動脈硬化症・高血圧症などでみられる）。

長脈で他の脈象を兼ねる場合は病脈であり，実証を示す。

2. 短脈（たんみゃく）

脈象：首尾倶短，不能満部
主病：気虚

脈が短くて，関部では触れるが，寸部・尺部では触れにくい。

心臓からの輸出が低下しているが，血管壁の弾力性はなお，ある程度保持されており，血管の拍動が小範囲に限局されながら伝達している状態と考えられる（重度の大動脈弁狭窄症などでみられることが多い）。

(1) 気虚

陽気が虚して血脈を鼓励する力が弱いために，短で無力を呈する。『内経』に「短はすなわち気病む」とあるとおりである。

短脈の多くは無力であり，気陰両虚の状態でもみられる。

(2) 気鬱

何らかの原因で気鬱を生じると，疏泄が失調して脈が短になることがある。有力であることで判断する。

H 血流状態の異常

血流はさまざまな要素によって変動し，すでに述べた多くの脈象にも血流の変化は当然付随するが，ここでは指で触知でき血流状態の異常が主体と考えられる脈象について述べる。

代表的なものは滑脈と渋脈であり，両脈は対照的であるといえる。なお，血管内の血流状態に関する情報であるから，一般に中取で最もよく触知できる。

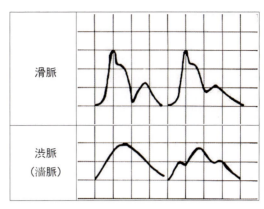

■図15　滑脈と渋脈の脈波模型

1. 滑脈（かつみゃく）

脈象：往来流利，如珠走盤，応指円滑
主病：痰飲・食滞・実熱・瘀血

大皿（盤）の上で珠をころがすように流れによどみがなく，脈が来るときも去るときも円滑で，おさえた指先全体をなめるように均等に触れ，サインカーブを触れるように感じられる。

脈波模型で概念的に示すと，急に立ち上がったのちすぐに下降し，大動脈切痕が深く切れ込むと同時にその後の弛期峰が通常よりもかなり高い（図15）。

実際の脈波から滑脈の特徴を抽出すると，以下のようである。

- 上行脚が急峻である。
- 駆出波の内角が狭小。
- 顕著な弛期峰がみられる。
- 大動脈切痕が深く，低い位置にある。

図16に実際の滑脈波を示した。

血管壁が弾力性に富んでいるとともに，循環血液量も増大したために発生すると考えられる（ステロイドの投与後や飲酒のあとなどで滑脈が明らかにみられる）。

（1）痰飲・食滞・実熱

痰飲・食滞・実熱・血瘀など病邪が体内で壅盛であるために気血が涌盛となり，脈の往来が非常に流利・円滑になって生じる。滑脈は痰を代表する脈である。また，熱証では血流が速くなり流れも円滑になるので，滑数を呈する。多くは実熱であるから有力であるが，陰虚火旺の場合に滑数がみられることがある。

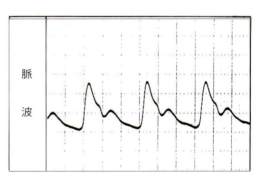

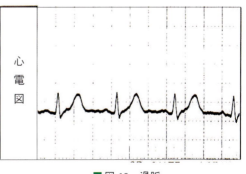

■図16　滑脈

（2）正常脈

柔和でゆったりとした滑脈は，営衛が充実していることを示し，平脈である。

（3）妊娠脈

月経が停止してのちに滑脈があらわれるのは，妊娠により気血が充盈して調和していることを示す。一般には滑数を呈する。

2. 渋脈（じゅうみゃく）

脈象：往来很渋不暢，如軽刀刮竹
主病：傷精・血少・気滞血瘀・挟痰・挟食

伝統的に「濇脈」と称されたが，現在では一般に渋脈という。

小刀で竹をこそぐときのように流れが滑らかでなく，おさえた指先をこするように触れたり，一つひとつの脈が大小不ぞろいであったり，「三五不調」といわれるようにリズムがやや不ぞろいであったりする。

渋脈の発生は，基本的には血流が緩徐になることが原因であるから，脈は遅・細に偏する。「細遅短渋にして往来難し」などと表現されるのは，このためである。

脈波模型で概念的に示すと，波高がやや低くて立ち上がりも下降もゆるやかである（図15）。波高・波型・リズムなどが各脈波ごとに不ぞろいになることもある。

実際の脈波から得られた渋脈の特徴は，以下のようである。

- 波高が正常あるいはやや低い。
- 立ち上がりが緩慢な上行脚。
- 緩慢な下行脚。
- 駆出波の内角が広い。
- 上行脚に notch がみられることが多い。

図17，18に実際例を示した。

（1）傷精・血少

精血が非常に不足すると，経脈を充盈し濡養することができなくなり，脈気が衰えて血行が不暢になり，往来が渋滞する。陽虚で推動が無力の場合にも生じる。

渋で無力かつ細を呈する。

循環血液量の減少や心拍出力の低下などで発生すると考えられる。

（2）気滞血瘀・挟痰・挟食

気滞血瘀や痰食などで気機が阻滞され，血行が障害されるために発生する。気血は鬱しているので有力である。

渋で有力であり，細とは限らない。

血液の粘稠度増高・血流の緩慢化などにより，血流が円滑性を失って発生すると考えられる。

渋脈は血瘀を代表する脈であるが，基本的には「久病入絡」といわれる陳旧性の瘀血で明らかにみられ，虚の側面があって出現するものである。

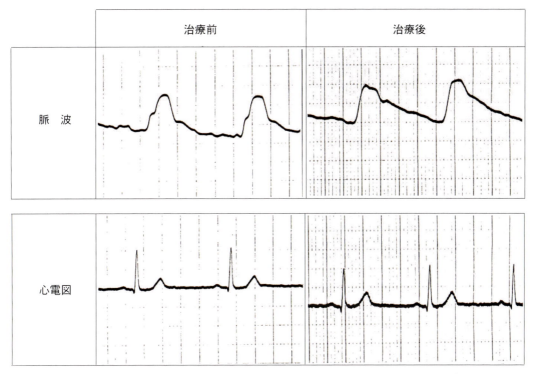

■図 17　レイノー症候群に狭心症をともなった患者でみられた渋脈（左関で記録）
治療前には上行脚に明瞭な notch がみられ，上行脚はゆるやかである。
治療後は上行脚の notch が消失している。

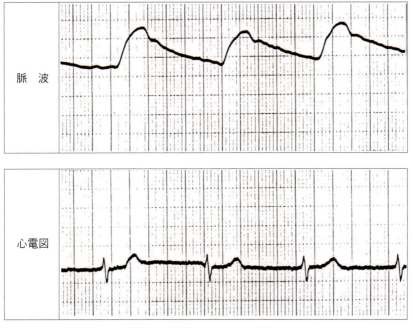

■図 18　大動脈弓症候群にみられた渋脈
上行脚の傾斜はゆるやかで，小さな notch が
みられ，駆出波は丸味をおびている。

I 調律の異常

■ 表11　促脈・結脈・代脈の区別

不規則な欠落	速い	促脈
	遅い	結脈
規則的な欠落		代脈

脈拍の調律（リズム）の異常は，脈の速さと欠落する脈拍の規則性によって，促脈・結脈・代脈に区別されており，**表11**のような関係になる。

1．促脈（そくみゃく）

脈象：脈来数而時一止，止無定数
主病：陽盛実熱・気血痰飲宿食停滞・癥腫，虚脱

脈拍が速く（だいたい90回/分以上），不規則に欠落するものであり，脈拍が不規則で速いものも含まれる。

頻脈性の不整脈（頻発性期外収縮・心房細動など）で脈拍が速く触れるものに相当する。

実際例を**図19**に示す。

（1）陽盛実熱の気滞・血瘀・痰飲・宿食・癥腫

熱邪によって気血の運行が阻滞されたり津液の濃縮などが生じ，気滞・血瘀・痰飲・宿食・癥腫などが引き起こされ，陰陽が調和せず熱盛陽実になるために，脈が急数になり，時に歇止する。熱盛であるから脈は有力である。

炎症や精神的興奮などによる交感神経系の過興奮があり，さらに病理的産物による自律神経機能・代謝・循環などの障害が加わり，頻脈性の不整脈があらわれるものと考えられる。

（2）虚脱

熱盛が続き陰液が枯渇して亡陰が生じると，陽気が散乱して促脈を生じ，脈内の充盈もできないので細で無力を呈する。

促脈で細・無力の場合には，虚脱のショックを示すことが多いので，注意を要する。

2．結脈（けつみゃく）

脈象：脈来緩而時一止，止無定数
主病：陰盛気結・寒痰血瘀，陽虚

脈拍が遅く（だいたい60回/分以下），不規則に欠落するものであり，脈拍が不規則で遅いものも含まれる。

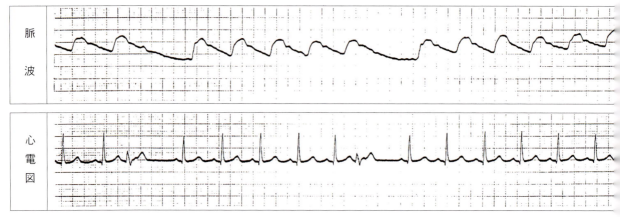

■ 図19　促脈（脈が速く不規則な欠落を示す）

I｜調律の異常

徐脈性の不整脈に相当し，各種のブロック・ある種の期外収縮・洞性徐脈に補充収縮をともなうものなどが考えられる。

実際例を図20に示す。

(1) 陰盛気結・寒痰・血瘀

寒邪が裏に停滞した陰寒内盛のため気血凝滞・寒痰阻絡などが生じ，陽気が鬱阻され脈が欠落する。陰盛であるから脈が遅く，陽気が鬱阻されているので脈拍にはある程度の力がある。

(2) 陽虚

陽気が衰弱し，心臓の鼓動が不十分となり血脈が虚滞して脈が欠落する。陽虚のために脈拍は緩徐となり無力である。

心筋の興奮性が低下して心拍が欠損するものと考えられる。

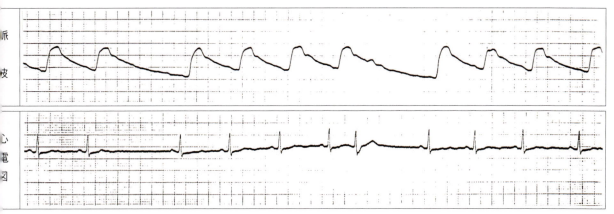

■ 図20　結脈（兼弦脈）（脈が遅く不規則な欠落を示す）

3. 代脈（たいみゃく）

脈象：脈来一止，止有定数，良久方来
主病：臓気衰微，風証・痛証・七情驚恐・跌打損傷

脈拍の欠落が規則的であり，欠落している時間がかなり長く感じられるものである。

第2度房室ブロック（Wenckebach型）・心室性期外収縮（三段脈・四段脈など）などが考えられる。

実際例を図21に示す。

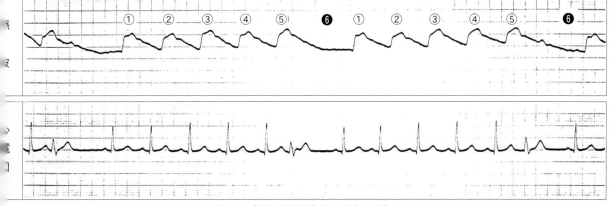

■ 図21　代脈（規則的な欠落を示す）

(1) 臓気衰微

　臓気が衰えて気血が虚損し，脈気が連続しなくなるために定期的に欠損する。脈は無力である。

　臨床的には気陰両虚としてみられることが多い。

　ジギタリス中毒・リウマチ性心疾患・虚血などでよくみられ，心筋の興奮性が変化して生じると考えられる。

(2) 風証・痛証・七情驚恐・跌打損傷

　肝風内動や破傷風などの内風・外風，打撲その他の疼痛や気滞血瘀，驚き・恐れなどの強い情緒変動では，陰陽が失調して脈気が連接できなくなり，脈が定期的に欠損することがある。多くは急激に発生して脈に力があり，一過性に出現する傾向がある。

　自律神経系の緊張や興奮によって心筋の興奮性が変化し，心室性の期外収縮を引き起こすものと考えられる。

(3) 正常脈

　体質異常や妊娠のために，時に代脈が生じることがあるが，緩和な脈象を呈するので正常脈とみなしてよい。

注 現代医学的「不整脈」との違い

　現代医学的には，正常な洞調律以外の心収縮や調律を呈するものを「不整脈」と呼ぶので，脈拍のリズムが異常を呈するとは限らない。心電図（ECG）が決め手になって判定されることが多い。

　また，ECGの所見から非常に詳細な分類がなされており，原因と病態の認識や治療法などの面で，中医学よりはるかに進んでいるようにみえる。

　中医学が提示している調律の異常は，あくまでも脈拍として感知できるリズムの異常のことであり，現代医学的な不整脈と同等のものとして論じることは早計である。

　具体例を図22①〜④に示す。

　①は徐脈性の心房細動であり，それぞれの心拍がすべて脈として触知されるので，結脈に分類される。

　②は頻脈性の心房細動であるが，実際に触知可能な脈は1〜13と番号をつけたものである。ECG上は頻脈であるが，中医学的には結脈に分類される。

　③は頻脈性の心房細動で，脈はすべて触知されるので，促脈と分類される。

　④は心房粗動で，4：1あるいは3：1などと時間によって伝導が異なる。記録した脈からすれば代脈に分類されるが，3：1伝導がしばらく続くときは脈拍の調律異常として感知できるとは限らず，たとえば渋脈・微脈・弱脈・散脈・伏脈・短脈などの調律異常を主体としない脈象として触知する可能性がある。

　それゆえ，現代医学的な不整脈と中医学の脈象との関連性については，今後の検討に待つべきである。

　促脈・結脈・代脈については，重点は脈の速さと脈の欠落にあり，厳密な区別を要するものではない。

　脈の速さは，速いものは陽盛で遅いものは陰盛であり，数脈と遅脈のもつ意味と同じである。脈の欠落は，臓腑の気の衰えあるいは病理産物の発生によって気血の流通が阻滞されたことを示している。要するに，気血の阻滞とその原因によって3脈が区別されているにすぎない。

　現在の中医臨床においては，この3脈を単に「結代脈」としてまとめる傾向があることは，3者の区別を重視していないことの証左でもある。

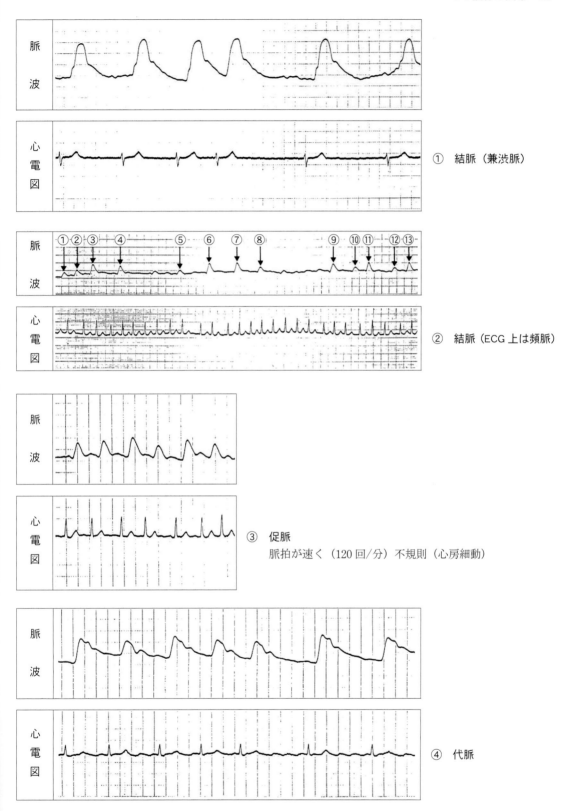

■図22　調律の異常の例

J　複合脈

28種の病脈のうちには，基本的病脈を組み合わせた複合の脈象を意味するものがあり，これを「複合脈」という。複合脈は臨床的にも比較的よく用いられるので，概念を誤らないように正確に知っておく必要がある。

濡脈・弱脈・散脈・微脈・芤脈・革脈・動脈・牢脈の8種が複合脈であり，おおまかには**表12**に示すような関係がある。

以下に，対比させながら説明を加える。

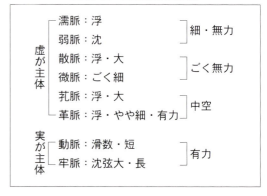

■表12　複合脈の関連性

◆虚の脈

濡脈と弱脈はいずれも細で無力であり，虚脈に属する。浮と沈の違いがある（図23）。

1. 濡脈（じゅみゃく）

脈象：浮而細無力
主病：諸虚，湿証

脈位は浮で，細・無力であり，軽取すると触れるが重按すると触知できない。

「軟脈」ともいわれるが，軟脈の概念は必ずしも明確ではなく，単に「無力」な脈を意味することが多い。それゆえ，正確に脈象をあらわしたい場合には，「濡脈」と表示するべきである。

濡脈は脾虚を代表する脈といわれている。

実際の脈波から得られた濡脈の特徴は以下のようである。

- 波高が小さい。
- 下行脚の降下が速い。
- 濡脈が顕著であるほど大動脈切痕の位置が低く，下行脚のふくらみが少ない。

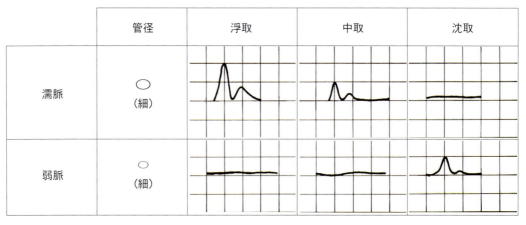

■図23　濡脈と弱脈の脈波模型

(1) 諸虚

主として精血（陰液）の虚であり，脈道を充盈できないので細で無力になり，陰液が虚し陽気は相対的に有余するので浮脈を呈する（脾虚で運化が不足して精血が虚すことが多い）。

有効循環血液量が不足したために発生する脈象と考えられる（弱脈より不足の程度は軽い）。

(2) 湿証

脾虚で内湿が生じた場合によくみられ，湿邪が脈道を圧阻すると同時に，運化障害による精血の不足も加わり，細で無力を呈する。精血が不足しているので浮脈となる。

図24に湿熱による濡脈の実際例を示した。

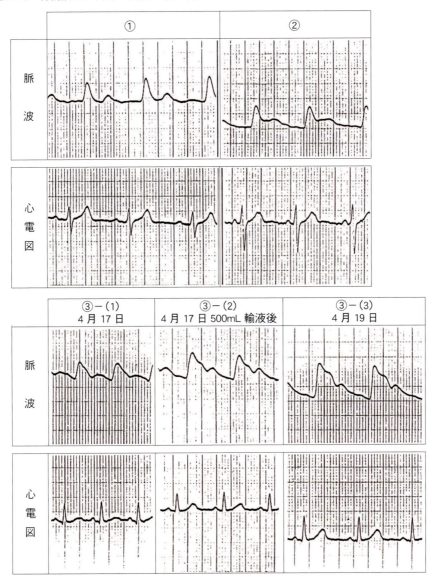

■図24　湿熱による濡脈
　　すべて湿熱により出現したものである。
　　①最も顕著な濡脈で，波高が小で下行脚が速く下降してふくらみがなく，大動脈切痕が低い。
　　②①と比較し，大動脈切痕がやや高い。
　　③濡脈の経過であり，③-(2)は500mL輸液直後，(3)は2日後を示す。波高が次第に増高し，大動脈切痕も高い位置に移り，下行脚にも次第にふくらみがでている。

2．弱脈（じゃくみゃく）

脈象：沈細而極無力
主病：気血不足

沈取してはじめて触知でき，細で非常に無力であり，強く圧すると消失する。

弱脈を単に「無力な脈」と間違えないように注意すべきである。

（1）気血不足

気血の不足では，血虚のために脈道を充盈することができず，気虚で推動が不十分なために脈拍に力がない。また，陽気の不足が顕著で脈を昇挙する力がないので，沈脈となる。

心機能が低下し有効循環血液量も減少し，血管内圧が下がって血管が収縮した状況と考えられる。

（2）湿証

脾虚で内湿が生じ，湿盛になった場合にも弱脈がみられることがある。

浮腫が顕著になり，脈が外部から触れ難い状況に相当する。

注

一般の臨床では，単に無力な脈を「虚弱」「弱」などと表現することもあり，厳密に区別されていない場合がある。

◆危急の脈

散脈と微脈は，いずれも非常に無力な脈であり，危急状態をあらわす。

1．散脈（さんみゃく）

脈象：浮大無根，至数不斉
主病：元気離散

軽取すると大（太い）であるが，少し力を加えると触れなくなる。また，脈の形態や太さが一つひとつの脈で違う感じがしたり，リズムが一定ではないような感じがする。

陰血の耗損により陰陽が離決し，陽気が離散しそうになっているために生じる。

ショック状態でみられ，血管が虚脱したためにあらわれる脈象と考えられる。

2．微脈（びみゃく）

脈象：極細極無力，按之欲絶，若有若無
主病：陽衰少気・陰陽気血諸虚

脈が非常に細く（細脈より細い），かつ非常に弱く，触れるか触れないか不明瞭なものである（至数も不明瞭である）。

陽気が非常に衰微して鼓動が無力になるために発生する。

沈取しないと触れないのは陽気衰少，沈取で触れないのは陰液衰竭である。また，急性病でみられるときは陽気亡脱のショックであり，慢性病でみられるときは正気が絶えようとする臨終の状態である。

全身衰弱による心拍出力の減弱，出血・脱水などによる循環血液量の低下，ショックによる血圧降下（60mmHg以下）などで発生する。

◆中空の脈

芤脈・革脈はいずれも中空の脈であり，病態が類似している。

芤脈は急性病で一過性にあらわれるのみであるのに対し，革脈は急性病で芤脈に引き続いて生じるほか慢性病でもみられる（図25，26）。

1. 芤脈（こうみゃく）

脈象：浮大中空，如按葱管
主病：失血・傷陰

軽取すると大で明らかに触れるが，中取と沈取では無力であり，ネギの管を押えるような感じがする。

突然の失血過多・津液大傷などにより営血が不足して脈道を充盈できず，陰傷のために陽気が付随するところがなくなり外散するので，芤脈となる。

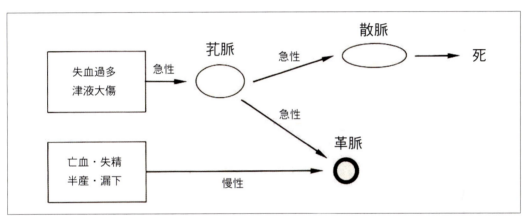

■図25　芤脈と革脈の関係

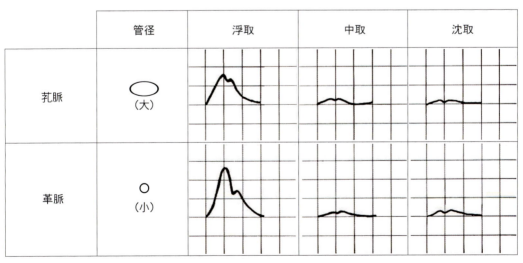

■図26　芤脈と革脈の脈波模型

このほか，産褥熱など陰血不足と熱邪の侵襲が同時にある場合や，熱盛で傷津が生じた場合にも，脈気の浮散と脈道不充が同時に存在するために，芤脈が生じることがある。

急激な大量出血や脱水などで血流量が減少した初期には，血管壁はなお弾力性を保ちつつもとの形状を維持しており，この状況で一過性に芤脈が出現する（実験的にはイヌなどに大出血を起こさせると，10〜30分程度の間にこの脈がみられる）。

なお，一定時間の経過ののちには，血管が収縮して循環動態を代償するようになるが，この状態の脈が「革脈」である。

すなわち，突然の体液喪失に続く短期間にのみ芤脈があらわれ，かなり速やかに革脈へと移行するのである。芤脈を呈したのち，甚しければ陽気が離散して散脈になり，死亡することもある。

2．革脈（かくみゃく）

脈象：浮而拍指，中空外堅，如按鼓皮
主病：亡血・失精・半産・漏下

浮取すると堅く有力に触れるが，中取・沈取は無力であり，「外強中空」といわれる脈である。芤脈より硬くて力があり，やや細い。

亡血（慢性の出血）・失精・半産（流早産）・漏下（慢性の性器出血）などで精血が不足し，陽気がよりどころを失って外に浮越するために，革脈となる。

動脈硬化などで，血管壁が硬くなるとともに血脈の不充が生じたときにも，革脈がみられる。

急性の体液喪失では，芤脈で述べた機序により，芤脈に引き続いて発生する。一般に革脈は慢性病でみられ，慢性的な出血のために循環血液量が減少し，血管が収縮し弾力性が低下することによって引き起こされる。

◆有力な脈

動脈・牢脈はいずれも有力であり，実証を示すことが多い。

1．動脈（どうみゃく）

脈象：脈形如豆，滑数有力
主病：痛・驚

滑数で有力であるが，脈の長さが短く，豆に触れるように感じるものである。

（1）痛・驚

痛・驚により陰陽・昇降が失調し，気血が衝動されるので，衝動にともなって滑数有力に触れるが，脈体は短くなる。

さまざまな原因で起きる強い疼痛・激しい驚きなどのため，自律神経系が失調して発生すると考えられる。

有力な滑脈が速い拍動で触れるために，短く感じる（図27①）。

（2）その他

虚証でも動脈があらわれることがある。

大動脈弁閉鎖不全の重症などでは，図27②に示すように，現代医学的には「二峰性脈波」といわれる収縮期の2つの高い隆起が生じ，1回の心拍に対して2回の脈拍を触れる。このために動脈と知覚されるのである。

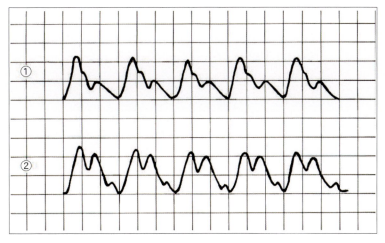

■ 図 27　動脈の脈波模型

2. 牢脈（ろうみゃく）

脈象：沈按実大弦長
主病：陰寒内実・疝気・癥瘕

浮取・中取では触れず，沈取すると大・弦・長で有力であり，堅牢で移動しない。

(1) 陰寒内実・疝気・癥瘕

陰寒が内積し，陽気が沈潜するので，牢脈となる。

寒凝気滞（寒滞肝脈・疝気など）という気分の陰寒と，血分の積滞による腫塊（癥瘕）の別がある。

(2) 危象

失血・陰虚などで牢脈があらわれたときは，陽気も離散しかけていることを示し，危急状態である。

以上に述べた個々の脈象を次頁の一覧表に示した。

■脈象の特徴と臨床的意義

位数形勢	脈象	特徴	臨床的意義 実証	臨床的意義 虚証	備考
脈位の異常	浮脈	軽取で最もよく触れ、中・沈取で弱くなる	外感表証	裏虚（陰液不足）	
脈位の異常	沈脈	軽・中取ではっきりせず、沈取で最もよく触れる	裏実	裏虚（陽気不足）	
脈位の異常	伏脈	沈取よりさらに深く、骨につく程按してはじめて触れる	邪閉・痛極・寒厥	陽気暴脱	
至数の異常	遅脈	一息四至未満（60回/分以下）	寒積（実寒）陽明腑実（熱結）	陽虚（虚寒）	陽虚の場合に明らか
至数の異常	緩脈	一息四至（65回/分ぐらい）	湿病	脾胃虚弱	平脈でもある
至数の異常	数脈	一息五至以上（90回/分以上）	実熱	虚熱（陰虚）虚陽浮越（陽虚）	陰虚の場合に明らか
至数の異常	疾脈	一息七八至（110回/分以上）	陽極陰竭	陽気将脱	
脈力の異常	虚脈	浮・中・沈取ともに無力		陽気不足 陰液不足	無力な脈の総称
脈力の異常	実脈	浮・中・沈取ともに有力	邪盛・正気未衰		有力な脈の総称
太さの異常	細脈（小脈）	通常より細い	湿病	気血両虚 諸虚労損	
太さの異常	大脈	通常より太い	熱盛・病進	陰虚	
太さの異常	洪脈（洪大脈）	大脈で来盛去衰	気分熱盛 邪盛正衰	陰虚陽亢	
緊張の異常	弦脈	緊張し、まっすぐ長く触れる	肝胆病 諸痛・痰飲・瘧疾	肝胆虚証 胃気不足	春季によくみられる
緊張の異常	緊脈	緊張が非常につよい	左右に弾動することあり	実寒・激痛・宿食	
長さの異常	長脈	まっすぐ長く寸～尺部を超えて触れる	肝陽有余 陽盛内熱		平脈でもある
長さの異常	短脈	短く、関部で触れるが、寸・尺部では触れにくい	気鬱（有力）	気虚（無力）	有力と無力のちがいがある

■脈象の特徴と臨床的意義（続）

位数形勢	脈象	特徴	臨床的意義 実証	臨床的意義 虚証	備考
血流状態の異常	滑脈	血流が円滑で、指先をなめるように均等に触れる	痰飲・食滞・実熱・瘀血		正常脈 妊娠脈
血流状態の異常	渋脈（濇脈）	血流が滑らかでなく、指先をこするように触れたり、大小不揃いや三五不調	気滞血瘀 挟痰・挟食	傷精・血少	虚の側面が介在する
調律の異常	促脈	脈が速く（90回/分以上）、不規則に欠落する。不規則で速い脈	陽盛実熱の気滞・血瘀・痰飲・宿食・癰腫	虚脱	
調律の異常	結脈	脈が遅く（60回/分以下）、不規則に欠落する。不規則で遅い脈	陰盛気結 寒痰・血瘀	陽虚	
調律の異常	代脈	脈の欠落が規則的	風証・痛証・七情 驚恐・跌打損傷	臓気衰微	正常脈
複合	濡脈	浮・細で無力	湿証	諸虚（精血不足が主）	虚脈
複合	弱脈	浮・細で無力	湿証	気血不足	虚脈
複合	散脈	浮・大でごく無力		陰血耗損	危急
複合	微脈	沈・細でごく無力		陽気衰微	危急
複合	芤脈	浮大、中取・沈取で無力	熱盛傷津	失血過多 津液大傷	中空
複合	革脈	浮で堅く有力でやや細く、中取・沈取で無力。「外強中空」		亡血・失精・半産・漏下などの精血不足	中空
複合	動脈	滑・数・有力で短い	痛・驚	虚	実証が多い
複合	牢脈	沈で大・弦・長・有力	陰寒内実 疝気・癥瘕	失血・陰虚	実証が多い

K 相兼脈

　臨床的にあらわれる脈象は単純ではなく，すでに述べた基本的な病脈が組み合わさって出現することが多いので，浮緊・沈遅・弦滑数・沈細・細数などと表現する必要がある。現在ではこのような複数の病脈の組み合わせを「相兼脈」と呼んでいる。

　一般にみられる脈象の多くは相兼脈である。徐霊胎は「合脈」と称しており，二合脈・三合脈・四合脈などがある。たとえば，浮数や沈遅は二合脈，浮数で虚は三合脈，浮数滑実は四合脈である。

　相兼脈の主病は，一つひとつの脈の主病を総和した病態であることが多い。浮は表証を，数は熱証を意味するので，浮数であれば表熱を示し，沈脈は裏証を，遅脈は寒証を，実脈は実証を意味するので，沈遅で実であれば裏実寒を示すということになる。

　相兼脈にはさまざまな組み合わせがあるが，以下に臨床的によくみられる脈とその主病について簡単に述べる。

浮緊脈（ふきんみゃく）

表寒表実証：浮は表証を緊は実寒をあらわす。
風痺（行痺）の疼痛：痺証の初期で風邪が顕著であるために浮脈を，疼痛が強いので緊脈を呈する。
陰寒内盛：陰寒が内に盛んになり陽気を外部に格したときは，格陽のために浮脈が，陰寒のために緊脈があらわれる。

浮緩脈（ふかんみゃく）

表寒表虚証：浮は表証を，緩は風寒をあらわし，自汗があるために緊にはならない。
風湿表証：浮は表証を，緩は湿邪を示す。
脾胃虚弱：脾胃の運化が弱いので気血が充足せず，脈気が不足して緩脈になり，陽気を収斂できないため浮脈となる。

浮数脈（ふさくみゃく）

表熱証：浮は表証を，数は熱邪をあらわす。
陰虚陽亢：浮は陰虚不斂を，数は虚熱をあらわす。沈取すると無力である。
気虚発熱：発熱により浮数を呈し，さらに熱が脈気を拡張するので大脈となり，気虚が基本にあるために無力である。それゆえ「浮大無力」といわれる。

浮滑脈（ふかつみゃく）

痰証の外感：痰証のものが外邪を感受し，喘息発作や肺炎などを起こした状況で，外邪により浮脈を，痰のために滑脈を呈する。
表証挟痰：表証にともない肺中に痰を生じた状況で，浮は表証を，滑は痰をあらわす。
風痰：てんかん・中風などの発作に相当し，上部の病変・内風などのために浮脈を，痰により滑脈を呈する。

沈細脈（ちんさいみゃく）

気血両虚・気陰両虚：陰血と陽気がともに不足した状況でみられ，陽気が不足し脈気を昇挙できないので沈脈が，陰血が脈中を充盈できないために細脈があらわれる。

沈緩脈（ちんかんみゃく）

脾虚・水湿停滞：脾陽が不足しているので沈かつ緩を呈し，さらに水湿が生じると脈気を阻滞して沈緩がより明らかになる。

沈弦脈（ちんげんみゃく）

肝鬱気滞：弦脈は肝脈であり，陽気が鬱するので沈脈を呈する。
水飲内停：弦は水飲を，沈は裏証をあらわす。

沈遅脈（ちんちみゃく）

裏寒：沈は裏証を遅は寒証をあらわす。陰寒凝

滞の場合には有力で，陽虚のときには無力である。陽虚の程度が強いほど遅が明らかになる。

沈渋脈（ちんじゅうみゃく）

痺証：風寒湿痺で気血が不足し脈絡痺阻されたときは，血不足と脈の痺阻のために渋脈を呈し，裏証・気不足のために沈脈となる。

血瘀：血脈が瘀滞し陽気不振になるので沈脈を呈し，血の瘀滞により渋脈になる。気虚・陽虚の血瘀では無力であり，気滞・寒凝の血瘀では有力である。

弦細脈（げんさいみゃく）

肝腎陰虚・血虚肝鬱・肝鬱脾虚：弦は肝脈であり，陰虚・血虚・脾虚の運化不足では血脈不充のために細脈を呈する。

　　陰虚・血虚・脾虚などがつよければ無力になり，肝鬱がつよければ有力になる。また，陰虚火旺・肝鬱化火など熱証が明らかになると，数脈を呈する。

弦数脈（げんさくみゃく）

肝鬱化火・肝胆湿熱：弦は肝胆の脈であり，数は火熱をあらわす。

　　細や無力を呈する場合には陰虚・血虚・脾虚などをともなう。

滑数脈（かつさくみゃく）

痰熱・痰火・内熱食積：滑は痰・食積を，数は火熱をあらわす。

熱盛：滑・数ともに熱をあらわす。

弦滑数脈（げんかつさくみゃく）

肝火挟痰・肝陽上亢兼痰火内蘊：弦は肝脈を，滑は痰を，数は火熱を示している。

洪数脈（こうさくみゃく）

気分熱盛：洪・数はともに熱盛をあらわすが，津液の損傷が起こりかけていることも示している。

細数脈（さいさくみゃく）

陰虚内熱・血虚有熱・精血虚損：陰液の不足により細脈を呈し，虚熱や陰虚不斂で脈気を抑制できないために数脈になる。

IV. 脈診の注意点

〔1〕脈象と陰陽

『素問』陰陽応象大論に「よく診る者は、色を察し脈を按じ、まず陰陽を別つ」とあるように、陰陽の観点から脈象を理解しておくことが大切である。

人体の陰と陽は相互資生・相互制約の関係によって平衡状態を維持しており、これを「陰陽平衡」という。人体の表裏・内外・上下の平衡および臓腑・組織・器官の機能面と物質面の協調も陰陽平衡の結果にほかならない。脈象にも陰陽平衡がみられ、浮沈が適度で大小も中庸で遅でも数でもないのが正常脈である。外因あるいは内因によって陰陽平衡が失調し病変が発生した場合には、脈象にも陰陽の偏りに応じた相応の変化があらわれる。

たとえば、表の病変では浮脈に、裏の病変では沈脈になり、上部の病変では寸脈が、下部の病変では尺脈が変化し、正気が虚すと脈が微に、邪気が盛んであれば脈が洪大になり、邪が気分にあると右脈が強く、邪が営血に入ると左脈が強くなるなどである。

脈象から陰陽の偏勝・偏衰を知り、適切な治療に結びつけることが大切であり、以下に陰陽の勝衰にともなう大まかな脈象の変化を述べて参考に供する。

(1) 脈の浮沈

陽は温煦・昇散・浮越・急躁の性質をもち、陰は涼潤・潜斂・封蔵・柔緩の性質をもつ。

正常な状態は、陽の温煦・昇散と陰の涼潤・潜斂が調和し、昇散が潜斂によって制約され、潜斂が昇散によって抑制されて、昇降・散斂が適度に保たれており、脈象も「不浮不沈」を呈するのである。

「陽偏勝」になり、昇散が過度になると相対的に潜斂不及となるので、脈は浮大を呈する。多くは外邪の侵襲により陽の抵抗が盛んになるために陽偏勝となるが、内傷七情で陽が化火した場合にも陽偏勝になる。いずれも気血が充盛になるので、脈は必ず有力である。

「陰偏衰」すなわち陰が不足した場合にも、陽が相対的に有余するので昇散が潜斂に勝り、脈は浮大を呈する。この状況は「陰虚不斂」（じょうはん）と呼ばれ、陽が上泛しているだけで陰は不足しているので、脈は有力とはならない。

「陰偏勝」で、陰寒の邪により陽が鬱凝すると、潜斂が過度になって相対的に昇散不及となり、脈は沈弦・沈細などを呈する。陰寒により気血が鬱阻されているので、脈は有力である。

「陽偏衰」すなわち陽が不足した場合にも、昇散が不足して潜斂が相対的に有余し、脈は沈遅・沈微を呈する。陽が不足し推動無力になるために脈は無力である。

(2) 脈の遅数

陽は急数の、陰は遅緩の性質をもち、陽と陰が平衡してはじめて脈は「不遅不数」で「従容和緩」となるのである。

「陽偏勝」で，陽熱の邪が侵襲し正気が抵抗している状況では，脈は洪大浮滑を呈するが，数にはならずに「やや数」の程度である。陽熱の邪により陰の消耗が生じてはじめて数脈があらわれ，陰傷の程度が強くなればそれだけ数象が甚しくなる。すなわち，数脈は「陰偏衰」によって明らかになるのである。

「陰偏勝」で，陰寒の邪が侵襲し陽を鬱凝した状況では，脈は沈細・沈緩・沈弦などを呈するが，明らかな遅脈があらわれることはない。陰寒により陽が衰弱したり，陽不足の体質のものが陰寒を感受し，陰盛陽衰になってはじめて遅脈が明らかになる。すなわち，遅脈は「陽偏衰」にともなって生じるのである。

(3) 脈象の転変

脈象は病変部位・邪の性質・正気と邪気の力関係など陰陽の変化にともなって転変し，表邪が裏に入ると浮脈が沈脈に，裏病が表に出ると沈脈が浮脈に，陰寒の邪の侵襲では平脈が沈緊に，陽熱の邪の侵襲では平脈が浮大有力に，寒邪の化熱では沈緊が浮大に，邪盛から正気の不足が生じると有力から無力に，正気の衰弱が回復に向うと無力から有力に，それぞれ転変する。また，陰盛陽衰の沈脈が浮に，遅脈が緩に変化するのは，陽が回復し陰寒が除かれつつあるよい兆候であり，陰虚の浮・数の脈が沈・緩に向かうときは，陰が回復しつつあることを示す。

一方，突然に脈が浮になって数・無力を呈するときは陰が損傷したことを示し，逆に突然沈微になるのは陽の亡脱を示し，いずれも危急の状態である。

一般的には，外邪侵襲の実証では浮・大・滑・数・実の陽脈を呈し，正気虚弱の虚証では沈・細・渋・遅・虚の陰脈を呈する。邪実に対し治療を誤ったり，邪実のために正気の消耗が続くと，陽脈が陰脈に変化し，治療により正気が回復すると，陰脈が陽脈へと変化する。

以上のような脈象の変化から病変の趨勢を予測し，治療方法を確定することが大切である。

(4) 陽脈と陰脈

陽脈は昇・動・熱・実・表を，陰脈は降・静・寒・虚・裏をそれぞれ主っている。二十八脈においては，洪（大）・滑・数・弦・実・浮などが陽脈に相当し，細・渋・遅・虚・沈などが陰脈に相当する。

一般には，病証が複雑でないかぎりは，相兼する脈象は陽脈同士か陰脈同士であり，浮数・洪数・浮滑・数実・弦滑・弦数といった陽脈の相兼か，沈細・沈遅・細渋・虚細など陰脈の相兼がよくみられる。

病因・病理が複雑で寒熱錯雑・虚実挟雑・新久同病などが生じた場合には，陽脈と陰脈の相兼もあらわれる。それゆえ，陰陽相兼の脈象がみられた場合には，十分な分析を行う必要がある。

〔2〕脈と症候の順逆

脈象と症候は，病変における人体の反応の結果としてあらわれるものであり，ある症候がみられるときには当然それに相応した脈象がみられるべきであり，脈象と症候が一致するのが通常で「順」である。一方，脈象と症候が一致しないのは，通常の病理的反応が生じていないことを示し，「逆」と呼ぶ。

たとえば，風寒表証で発熱・悪寒・頭痛という症候がみられるときは，脈は浮緊であるはずなのにかえって沈脈を呈するのは，病邪が陥入し正気が邪に抵抗できないことを示し，逆証である。肺熱で発熱・咳嗽・胸苦しい・黄痰など

の症候があり，脈が滑数なのは順であるが，高熱・意識障害・煩燥などをともない脈が沈微・細数に変じたときは，毒邪閉鬱・正気衰少の変証であり，逆証である。心気虚衰の虚証でも，動悸・息ぎれ・元気がない・四肢の冷えなどがあり脈が沈細を呈するのは順であるが，突然に顔面紅潮・身体の熱感が生じ脈が浮大有力で沈取して無力を呈するときは，脈と元来の症候が一致せず，逆証である。

このように，陽証を呈する病変に洪・滑・数・実などの陽脈がみられるのは，脈と症候が一致しており「順」であるが，逆に沈・細・微・弱の陰脈がみられるのは，脈と症候が不一致の「逆証」である。

張景岳は「およそ内出不足の証（虚証）は，陽脈をみるを忌む，浮・洪・緊・数の類これなり。外入有余の病（実証）は，陰脈をみるを忌む，沈・細・微・弱の類これなり。かくのごときの脈は最も治し易からず」と述べている。気血が虚損した場合は脈が細弱を呈するはずであり，浮・洪・数を呈しているのを逆証とするのは，浮は陰虚不斂で虚陽外浮したことを，洪は陰竭格陽を，数は陰が陽を制せないことをあらわし，陰陽が離決しかけていることを示すためである。

急病で脈が浮・洪・数・実を呈するのは「順」，久病で脈が微・緩・虚・弱を呈するのも「順」であり，急病で沈・微・細・弱を呈したり，久病で浮・洪・数・実を呈するのは「逆」である。

脈象と症候は相応しているべきであり，症候は有余を示すのに脈が不足をあらわしたり，脈が有余しているのに不足の症候がみられるときは，軽症でも遷延することが多く重症では危急を示す。

〔3〕捨脈従症・捨症従脈

ある病変であらわれる症候と脈象は相応しているのが通常であるが，特殊な状況においては異常な病理的反応が生じ脈象と症候が一致しないことがある。

陰証であるはずなのに陽脈がみられたり，虚証であるはずなのに実脈があらわれたり，症候と脈象が一致しない場合には，四診を総合して詳細に分析し，症候と脈象のいずれが真象でいずれが仮象であるかを確かめ，症候に従うか脈象に従うかを決めなければならず，これを「捨脈従症（脈を捨て症候に従う）」「捨症従脈（症候を捨て脈に従う）」と呼ぶ。

たとえば，潮熱・便秘・腹痛・腹満・舌質が紅・舌苔が黄厚で乾燥などがみられ，脈が沈遅を呈するときは，陽明燥結の陽証であることは明らかであり，沈遅の陰脈は腑実による脈気不通で生じた仮象であるから「捨脈従症」して承気湯類で瀉下する。逆に，血熱妄行で大出血が生じ，出血が止んで症状が安定したときに，細弱の虚脈ではなく滑数の実脈を呈している場合には，たとえ症候は平穏にみえても仮象にすぎず，実脈から熱邪が残存し再燃して再出血を来すことが予想できるので，「捨症従脈」して涼血清熱を行う。

このほか，脈象と症候が矛盾する状況には，両方が真象で陰証と陽証，虚証と実証が挟雑している場合がある。たとえば，悪寒・発熱・頭痛など風寒表証があるのにかかわらず脈が沈細を呈するときは，表寒の実証と陽不足の虚脈が同時にみられる状態であり，正虚と邪実のいずれが主体かにより「捨脈従症」するか「捨症従脈」するかを選択したり，両者の主次にもとづいた攻補兼施を行うべきである。

要するに，四診合参にもとづいて詳細な弁証を行い，真象に従って仮象を捨てるのである。

このことについて，古人は「およそ脈と症の相合せざるは必ず一真一仮あり，すべからく細かにこれを弁ずべし。外は煩熱するといえども，

脈に微弱をみるは必ず虚火なり，腹は脹満するといえども，脈に微弱をみるは必ず胃虚なり，虚火虚脹はあに攻に堪えんや。これ脈の真虚に従い，症の仮劇に従わざるなり。それ本は煩熱なくして脈に洪数のあらわるるあり，火邪にあらざるなり，本は脹滞なくして脈に弦強のあらわるるあり，内実にあらざるなり，無熱無脹はそれ瀉に堪えるや。これ症の真虚に従い脈の仮劇に従わざるなり」「もし寒邪は内を傷り，あるいは食停し気滞りて，心腹急痛し，もって脈道は沈伏あるいは促あるいは結を致すは，これ邪は経絡を閉じるをもって然り，すでに痛脹など実症の據るべきあり，すなわち脈の虚は仮虚たり，まさに症に従い脈に従わざるべし。また傷寒四肢厥逆し寒戦して，脈に数滑あらわるるは，これ内熱の陰を格すによる。何をもってこれを知るや。病は伝経により漸に致すをもって，また陰経に直中せしにあらず，従って熱証の寒に転ずるの理なし，すでに数滑の脈の據るべきあり，すなわち外症の虚は仮虚たり，また脈に従い症に従わざるなり」と述べている。

索　引

（舌）（脈）はそれぞれ「舌診」「脈診」に記載されていることを示す。

〈あ〉

按…………………………………… 66（脈）
暗色………………………………… 16（舌）

〈い〉

胃…………………………………… 70（脈）
胃陰虚……………………………… 24（舌）
胃気………………………………… 70（脈）
胃気の低下………………………… 85（脈）
胃気陰両傷………………………… 49（舌）
胃気虚弱…………………………… 47（舌）
胃気停滞…………………………… 47（舌）
胃経分画法………………………… 6（舌）
胃腸積滞…………………………… 47（舌）
胃腸熱盛…………………………… 25（舌）
胃陽不足…………………………… 47（舌）
痿軟………………………………… 29（舌）
痿軟舌……………………………… 29（舌）
一指定関法………………………… 66（脈）
一息………………………………… 66（脈）
陰液虚損…………………………… 41（舌）
陰液不足（陰液の虚）………… 74, 75, 97（脈）
陰寒………………………………… 17（舌）
陰寒内実…………………………… 101（脈）
陰寒内盛…………………………… 16（舌）
　………………………………… 104（脈）
陰虚………… 16, 22, 24, 28, 29, 31, 37（舌）
　………………………… 74, 80, 82（脈）
陰虚火旺………………………… 15, 36（舌）

陰虚内熱…………………………… 13（舌）
　………………………………… 105（脈）
陰虚不斂……………………… 75, 84, 107（脈）
陰虚陽亢………………………… 104（脈）
陰邪内盛…………………………… 74（脈）
陰盛………………………………… 74（脈）
陰盛気結…………………………… 93（脈）
陰精気血損傷……………………… 47（舌）
陰偏勝………………………… 107, 108（脈）
陰偏衰………………………… 107, 108（脈）
陰脈………………………………… 108（脈）
陰陽気血諸虚……………………… 98（脈）
陰陽平衡…………………………… 107（脈）

〈え，お〉

営血不足…………………………… 12（舌）
疫毒攻心…………………………… 31（舌）

瘀点………………………………… 26（舌）
瘀斑………………………………… 26（舌）
黄厚苔……………………………… 34（舌）
黄苔………………………………… 34（舌）
黄白相兼…………………………… 38（舌）
黄白苔……………………………… 38（舌）
温病化熱迅速……………………… 34（舌）

〈か〉

仮象………………………………… 41（舌）
仮苔………………………………… 51（舌）
仮熱………………………………… 13（舌）

………………………………………	79（脈）	………………………………………	104（脈）
花剝苔………………………………	49（舌）	気鬱…………………………………	88（脈）
灰黄苔………………………………	38（舌）	気化不行……………………………	41（舌）
灰苔…………………………………	38（舌）	危急の脈……………………………	98（脈）
灰白相兼……………………………	38（舌）	気虚…………………………… 21, 23（舌）
灰白苔………………………………	38（舌）	……………………………… 80, 88（脈）
外感表証……………………………	39（舌）	気虚発熱…………………………… 104（脈）
外強中空……………………………	100（脈）	気血瘀滞…………………………… 16（舌）
揩苔…………………………………	7（舌）	気虚不栄…………………………… 23（舌）
革脈…………………………………	100（脈）	気血不足…………………………… 98（脈）
滑数脈………………………………	105（脈）	気血不続…………………………… 49（舌）
滑苔…………………………………	40（舌）	気血両虚…… 12, 23, 24, 29, 30, 31（舌）
滑脈…………………………………	89（脈）	……………………………… 82, 104（脈）
刮苔…………………………………	7（舌）	気口………………………………… 63（脈）
関……………………………………	63（脈）	気滞………………………………… 92（脈）
肝鬱…………………………………	85（脈）	気滞血瘀…………………………… 27（舌）
肝鬱化火……………………………	105（脈）	……………………………………… 90（脈）
肝鬱気滞……………………………	104（脈）	気分証……………………………… 35（舌）
肝鬱脾虚……………………………	105（脈）	気分熱盛…………………………… 13, 25（舌）
肝火挟痰……………………………	105（脈）	……………………………… 82, 83, 105（脈）
肝気挟痰……………………………	32（舌）	気閉………………………………… 77（脈）
肝腎陰虚……………………………	105（脈）	起刺……………………………… 5, 25（舌）
肝胆湿熱……………………………	47（舌）	危象………………………………… 101（脈）
………………………………………	105（脈）	逆…………………………………… 108（脈）
肝胆病………………………………	85（脈）	瘧疾………………………………… 85（脈）
肝脾不和……………………………	85（脈）	久病虚損…………………………… 30（舌）
肝風阻絡……………………………	30（舌）	久病入絡…………………………… 90（脈）
肝陽化風……………………………	30（舌）	挙…………………………………… 66（脈）
肝陽有余……………………………	88（脈）	虚寒………………………………… 78（脈）
寒凝…………………………………	31（舌）	虚証………………………………… 18（舌）
寒凝気滞……………………………	101（脈）	……………………………… 74, 75, 80, 84（脈）
寒湿…………………………… 21, 36（舌）	虚脱………………………………… 92（脈）
寒邪直中……………………………	31（舌）	虚熱…………………………… 13, 15（舌）
寒積…………………………………	78（脈）	……………………………………… 79（脈）
寒盛…………………………………	41（舌）	虚脈…………………………… 80, 96（脈）
寒滞肝脈……………………………	101（脈）	虚陽上浮（浮越）………………… 13（舌）
寒痰…………………………………	93（脈）	虚陽浮越（上浮）…………… 78, 79（脈）
寒閉…………………………………	77（脈）	驚…………………………………… 100（脈）
緩脈…………………………………	78（脈）	強硬………………………………… 29（舌）
		挟食………………………………… 90（脈）
		挟痰………………………………… 90（脈）
〈き〉		鏡面舌……………………… 24, 48, 49（舌）
		緊脈………………………………… 87（脈）
気陰両虚…………………………… 23（舌）		

索　引　113

〈け〉

形……………………………… 11（舌）
軽取……………………………… 66（脈）
激痛……………………………… 87（脈）
血瘀………………… 14, 15, 17, 26（舌）
　　　　　……………… 92, 93, 105（脈）
血虚（血少）…………………… 22（舌）
　　　　　…………………… 80, 82, 90（脈）
血虚肝鬱……………………… 105（脈）
血虚生風……………………… 32（舌）
血虚有熱……………………… 105（脈）
血熱妄行……………………… 28（舌）
結代脈………………………… 94（脈）
結脈…………………………… 92（脈）
厥証…………………………… 77（脈）
弦滑数脈……………………… 105（脈）
弦細脈………………………… 105（脈）
弦数脈………………………… 105（脈）
弦脈…………………………… 85（脈）
元気将脱……………………… 79（脈）
元気離散……………………… 98（脈）
巻縮舌………………………… 31（舌）
見底…………………………… 39（舌）

〈こ〉

五十動………………………… 66（脈）
光滑…………………………… 24（舌）
光滑舌……………………… 24, 49（舌）
光滑無苔……………………… 24（舌）
光瑩舌………………………… 24（舌）
光剝苔………………………… 48（舌）
高骨…………………………… 69（脈）
洪数脈………………………… 105（脈）
洪大…………………………… 82（脈）
洪脈…………………………… 82（脈）
厚苔…………………………… 39（舌）
紅絳舌……………………… 13, 14（舌）
紅舌…………………………… 13（舌）
紅点………………………… 5, 25（舌）
紅星点………………………… 25（舌）
垢膩苔………………………… 42（舌）
垢苔…………………………… 42（舌）
垢濁苔………………………… 42（舌）
絳舌…………………………… 14（舌）
合脈…………………………… 104（脈）
芤脈…………………………… 99（脈）
黒苔…………………………… 37（舌）
根……………………………… 70（脈）

〈さ〉

細数脈………………………… 105（脈）
細小…………………………… 82（脈）
細脈…………………………… 82（脈）
数脈…………………………… 78（脈）
三五不調……………………… 90（脈）
三焦分画法…………………… 6（舌）
三部九候……………………… 64（脈）
三部診法……………………… 63（脈）
散脈……………………… 98, 100（脈）

〈し〉

歯印舌………………………… 21（舌）
歯痕…………………………… 21（舌）
歯痕舌………………………… 21（舌）
糸状乳頭……………………… 5（舌）
茸状乳頭……………………… 5（舌）
至数…………………………… 78（脈）
紫舌…………………………… 16（舌）
膩苔…………………………… 42（舌）
色……………………………… 11（舌）
七情驚恐……………………… 94（脈）
湿遏熱状……………………… 34（舌）
湿証……………………… 97, 98（脈）
湿盛……………………… 19, 21, 44（舌）
湿濁…………………………… 38（舌）
湿濁内蘊……………………… 44（舌）
湿濁内盛……………………… 44（舌）

湿熱	19, 36, 37, 38, 44（舌）	消長	50（舌）
湿病	78, 82（脈）	傷陰	99（脈）
実寒	16（舌）	傷精	90（脈）
	78, 87（脈）	焦黄	34（舌）
実証	18（舌）	小脈	82（脈）
	81（脈）	食積	44（舌）
実熱	13, 15（舌）	食滞	89（脈）
	78, 89（脈）	濇脈	90（脈）
実脈	81（脈）	神	11（舌）
失血	99（脈）		70（脈）
失精	100（脈）	尋	66（脈）
疾脈	79（脈）	腎陰虚（腎陰不足）	24, 47（舌）
邪気漸盛	50（舌）	津液不足	41（舌）
邪気瀰漫三焦	47（舌）	津不上承	41（舌）
尺脈沈取有力	70（脈）	深黄	34（舌）
邪軽	51（舌）	心火	25（舌）
邪盛	51（舌）	心肝火旺	25（舌）
邪盛正衰	82（脈）	心経火熱	28（舌）
邪盛入裏	39（舌）	心経毒熱	28（舌）
邪盛病進	84（脈）	心熱	28（舌）
邪熱挟酒毒上壅	20（舌）	心脾鬱火	28（舌）
邪閉	77（脈）	心脾有熱	20, 31（舌）
捨症従舌	57（舌）	真化	50（舌）
捨症従脈	109（脈）	真仮	51（舌）
捨舌従症	57（舌）	真苔	51（舌）
捨脈従症	109（脈）	真退	50（舌）
斜飛脈	71（脈）	真退真化	50（舌）
尺（中）	63（脈）		
積粉苔	33（舌）		
弱脈	98（脈）	〈す〉	
従容和緩	70（脈）		
腫塊	101（脈）	水飲内停	104（脈）
腫脹	20（舌）	水滑苔	40（舌）
酒毒	30（舌）	水牛の舌	17（舌）
濡脈	96（脈）	水湿	41（舌）
重取	66（脈）	水湿停滞	104（脈）
重舌	28（舌）	寸（口）	63（脈）
渋脈	90（脈）	寸口診法	63（脈）
宿食	87, 92（脈）		
順	108（脈）	〈せ〉	
潤燥	40（舌）		
諸虚	97（脈）	正気漸復	50（舌）
諸虚労損	82（脈）		
諸痛	85（脈）		
消	50（舌）		

索　引　115

正常脈……………………………… 88（脈）	糙苔……………………………… 40（舌）
正常脈波……………………………… 67（脈）	燥邪犯肺……………………………… 41（舌）
精血虚損（精血の虚）………… 97, 105（脈）	燥苔……………………………… 40（舌）
青舌……………………………… 17（舌）	燥裂苔……………………………… 40（舌）
星点……………………………… 25（舌）	促脈……………………………… 92（脈）
舌下脈絡……………………………… 27（舌）	
舌強……………………………… 29（舌）	〈た〉
舌菌……………………………… 28（舌）	
舌形……………………………… 18（舌）	
舌衄……………………………… 28（舌）	
舌質……………………………… 11（舌）	態……………………………… 11（舌）
舌縦……………………………… 32（舌）	苔質……………………………… 39（舌）
舌色……………………………… 12（舌）	苔色……………………………… 33（舌）
舌神……………………………… 11（舌）	大脈……………………………… 84（脈）
舌戦……………………………… 30（舌）	代脈……………………………… 93（脈）
舌顫……………………………… 30（舌）	濁膩苔……………………………… 42（舌）
舌瘡……………………………… 28（舌）	濁苔……………………………… 42（舌）
舌態……………………………… 29（舌）	単按……………………………… 66（脈）
舌疔……………………………… 28（舌）	痰飲…………………… 19, 36, 38, 41, 44, 47（舌）
舌底……………………………… 5（舌）	……………………………… 85, 89, 92（脈）
舌偏……………………………… 30（舌）	痰飲湿食積滞……………………………… 39（舌）
舌麻痺……………………………… 32（舌）	痰火……………………………… 105（脈）
舌面……………………………… 5（舌）	痰火擾心……………………………… 32（舌）
舌癰……………………………… 28（舌）	痰証……………………………… 104（脈）
舌歪……………………………… 30（舌）	痰濁……………………………… 19, 29（舌）
疝気……………………………… 101（脈）	痰濁阻絡……………………………… 31（舌）
先天性血絡鬱閉……………………………… 20（舌）	痰熱……………………………… 36（舌）
全苔……………………………… 46（舌）	……………………………… 105（脈）
染苔……………………………… 7（舌）	淡黄……………………………… 34（舌）
顫抖舌……………………………… 30（舌）	淡白舌……………………………… 12（舌）
顫動……………………………… 30（舌）	短縮……………………………… 31（舌）
顫動舌……………………………… 30（舌）	短縮舌……………………………… 31（舌）
全偏……………………………… 46（舌）	短脈……………………………… 88（脈）
〈そ〉	〈ち〉
総按……………………………… 65（脈）	地図舌……………………………… 49（舌）
臓気衰微……………………………… 94（脈）	遅脈……………………………… 78（脈）
相兼脈……………………………… 104（脈）	中空の脈……………………………… 99（脈）
痩小……………………………… 22（舌）	中取……………………………… 66（脈）
痩薄……………………………… 22（舌）	中毒……………………………… 20（舌）
臓腑分画法……………………………… 6（舌）	中風……………………………… 29, 30（舌）
痩癟……………………………… 22（舌）	中風後遺症……………………………… 30（舌）

長	50	（舌）
癥瘕	101	（脈）
長脈	88	（脈）
沈緩脈	104	（脈）
沈弦脈	104	（脈）
沈細脈	104	（脈）
沈取	66, 74	（脈）
沈渋脈	105	（脈）
沈遅脈	104	（脈）

〈つ，て〉

痛	100	（脈）
痛極	77	（脈）
痛証	94	（脈）
跌打損傷	94	（脈）
点刺	25	（舌）

〈と〉

吐舌	31	（舌）
吐弄	31	（舌）
疼痛	104	（脈）
動風	30	（舌）
動脈	100	（脈）
嫩	18	（舌）
嫩紅	13	（舌）

〈な〉

内傷軽症	39	（舌）
内癰	44	（舌）
軟脈	96	（脈）

〈に〉

二十八脈	73	（脈）
二峰性脈波	100	（脈）
乳頭	5	（舌）
柔和有力	70	（脈）
妊娠脈	90	（脈）

〈ね，の〉

熱極津枯	37	（舌）
熱極生風	30, 31	（舌）
熱軽	35	（舌）
熱結	35	（舌）
熱灼傷津	29	（舌）
熱重	35	（舌）
熱証	13, 14, 38	（舌）
	78	（脈）
熱盛	29	（舌）
	105	（脈）
熱盛気津両傷	23	（舌）
熱盛傷津	16, 36, 41	（舌）
熱盛傷津動風	31	（舌）
熱痰	44	（舌）
熱入営血	15, 25, 26	（舌）
熱閉	77	（脈）
粘膩苔	42	（舌）
膿腐苔	44	（舌）

〈は〉

黴醬苔	38	（舌）
黴腐苔	44	（舌）
白黄苔	38	（舌）
白糙裂苔	34	（舌）
白苔	33	（舌）
白底泛黄苔	34	（舌）

白点……………………………… 25（舌）
薄黄苔…………………………… 34（舌）
薄厚……………………………… 39（舌）
薄苔……………………………… 39（舌）
薄白苔…………………………… 33（舌）
剝苔……………………………… 48（舌）
剝落……………………………… 48（舌）
発達障害………………………… 31（舌）
反関脈…………………………… 71（脈）
半産……………………………… 100（脈）
半表半裏………………………… 47（舌）
胖大……………………………… 19（舌）

〈ひ〉

脾胃虚弱………………… 78, 104（脈）
脾胃損傷………………………… 24（舌）
脾虚……………………………… 21（舌）
　　　……………………… 97, 104（脈）
脾虚生湿………………………… 23（舌）
脾不統血………………………… 28（舌）
微黄……………………………… 34（舌）
微脈……………………………… 98（脈）
痺証……………………………… 105（脈）
表寒化熱………………………… 35（舌）
表寒表虚証……………………… 104（脈）
表寒表実証……………………… 104（脈）
表証……………………………… 34（舌）
　　　…………………………… 74（脈）
表証挟痰………………………… 104（脈）
表邪入裏化熱…………………… 35（舌）
表熱……………………………… 35（舌）
表熱証…………………………… 104（脈）
病進……………………………… 50（舌）
病退……………………………… 50（舌）
病脈……………………………… 73（脈）

〈ふ〉

不見底…………………………… 39（舌）
不整脈…………………………… 94（脈）

浮滑脈…………………………… 104（脈）
浮緩脈…………………………… 104（脈）
浮緊脈…………………………… 104（脈）
浮垢苔…………………………… 44（舌）
浮数脈…………………………… 104（脈）
浮取………………………… 66, 74（脈）
浮大無力………………………… 104（脈）
腐垢苔…………………………… 44（舌）
腐膩……………………………… 42（舌）
腐膩苔…………………………… 42（舌）
腐苔……………………………… 44（舌）
風湿表証………………………… 104（脈）
風邪中絡………………………… 30（舌）
風証……………………………… 94（脈）
風痰……………………………… 104（脈）
風痰阻絡………………………… 30（舌）
風痺……………………………… 104（脈）
伏脈……………………………… 77（脈）
複合脈…………………………… 96（脈）
粉白苔…………………………… 33（舌）

〈へ，ほ〉

平息……………………………… 66（脈）
平脈………………………… 69, 78（脈）
偏右苔…………………………… 47（舌）
偏外苔…………………………… 46（舌）
偏左苔…………………………… 47（舌）
偏斜舌…………………………… 30（舌）
逼診法…………………………… 63（脈）
偏苔……………………………… 46（舌）
偏中台…………………………… 46（舌）
偏内苔…………………………… 46（舌）
偏歪舌…………………………… 30（舌）
亡血……………………………… 100（脈）
芒刺………………………… 5, 25（舌）

〈ま〉

満布……………………………… 46（舌）

〈み〉

脈口·· 63 （脈）
脈象の転変······························ 108 （脈）
脈の遅数································· 107 （脈）
脈の浮沈································· 107 （脈）

〈む〉

無胃気··· 51 （舌）
無根·· 7, 44 （舌）
無根苔·· 51 （舌）
無神·· 11 （舌）
無力··· 80, 96, 98 （脈）

〈ゆ〉

有胃気··· 51 （舌）
有郭乳頭·· 5 （舌）
有根·· 7, 42 （舌）
有根苔·· 51 （舌）
有神·· 11 （舌）
有力··· 76, 80, 100 （脈）

〈よ〉

葉状乳頭·· 5 （舌）
陽気鬱遏··· 17 （舌）
陽気被遏··· 44 （舌）
陽気不足··· 74, 76 （脈）
陽虚············ 12, 16, 19, 21, 30, 31, 41 （舌）
　　　　　　　　　　　 74, 78, 80, 93 （脈）
陽虚寒盛··· 37 （舌）
陽虚気化不行·· 40 （舌）
陽虚湿遏化熱·· 35 （舌）
陽極陰竭··· 79 （脈）

陽実·· 74 （脈）

陽実·· 74 （脈）
陽邪熾盛·· 74 （脈）
陽衰少気·· 98 （脈）
陽盛実熱·· 92 （脈）
陽盛内熱·· 88 （脈）
陽熱有余·· 44 （舌）
陽偏勝··· 107, 108 （脈）
陽偏衰··· 107, 108 （脈）
陽脈·· 108 （脈）
陽明病·· 35 （舌）
陽明腑実·· 78 （脈）
癰腫·· 92 （脈）

〈ら，り〉

来盛去衰·· 82 （脈）

裏実··· 76, 104 （脈）
裏証·· 34 （舌）
　　　　　　　　　　　　　　　　　　 76 （脈）
緑苔·· 38 （舌）

〈る，れ〉

類乾苔·· 33 （舌）
類剥苔·· 49 （舌）

裂紋··· 12, 23 （舌）

〈ろ〉

老·· 18 （舌）
老嫩·· 18 （舌）
漏下·· 100 （脈）
弄舌·· 31 （舌）
牢脈·· 101 （脈）
六陰脈·· 71 （脈）
六部定位·· 64 （脈）
六陽脈·· 71 （脈）

〈わ〉

歪斜……………………………… 30（舌）
歪斜舌…………………………… 30（舌）

あとがき

　旧版の出版以来25年を経過し，本書は絶版となっていた。その間多くの医師・薬剤師が漢方薬を日常診療に用いるようになったが，多くは西洋医学的な病名から方剤を選ぶような使われ方がなされている。中医学は現代医学的とは異なる視点から疾患をとらえた医学であり，その診療のもととなるのは四診である。舌診・脈診についてまとめた本書は，多くの要望をいただき再版される機会をいただいた。

　中医学的な内容を中心とした記述は，細かな点以外は内容的に旧版から変更していない。あらためて目を通していただくことで，今後の診療の一助となれば幸いである。

　最後に辛抱強く改訂原稿をお待ちいただいた東洋学術出版社の井ノ上匠氏には厚く感謝申し上げたい。

2016年10月
神戸中医学研究会